Anaesthesiology and Resuscitation
Anaesthesiologie und Wiederbelebung
Anesthésiologie et Réanimation

45

Editores

Prof. Dr. R. Frey, Mainz · Dr. F. Kern, St. Gallen
Prof. Dr. O. Mayrhofer, Wien

Vergiftungen

Erkennung, Verhütung und Behandlung

Bericht über das Symposion
am 11. und 12. Oktober 1968 in Mainz

Herausgegeben von

R. Frey · M. Halmágyi · K. Lang · P. Oettel

Mit 43 Abbildungen

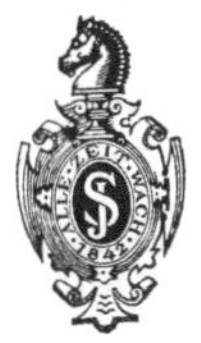

Springer-Verlag Berlin Heidelberg GmbH 1970

ISBN 978-3-540-04765-0   ISBN 978-3-662-13370-5 (eBook)
DOI 10.1007/978-3-662-13370-5

Vorwort

Die Erkennung, Verhütung und Behandlung von Vergiftungen hat in den letzten Jahren durch die Zusammenarbeit der Grundlagenforschung (Toxikologie, Pharmakologie, Physiologie) mit der Klinik (Innere Medizin, Pädiatrie, Anaesthesiologie, Intensivtherapie) neue, bisher nicht für möglich gehaltene Dimensionen gewonnen. Selbst die nach früherer Auffassung mehrfach „tödliche" Dosis kann heute folgenlos überlebt werden, wenn die Patienten unter sachgemäßer Betreuung in die Klinik transportiert und dort durch ein Team von Experten auf der Intensivtherapiestation behandelt werden. Die Einrichtung eines Netzes von kombinierten Entgiftungszentralen und Auskunftsstellen in den großen Ballungszentren hat sich in allen Kulturländern bewährt.

Die erste ganz diesen Problemen gewidmete Experten-Tagung des deutschen Sprachgebietes fand im Oktober 1968 in Mainz statt. Der vorliegende Bericht bringt eine Kurzfassung des toxikologischen Teiles (dieser erschien ausführlich im „Archiv für Toxikologie" unter der Schriftleitung des Würzburger Toxikologen Professor HENSCHLER) und eine ausführliche Fassung des klinischen Teiles der Tagung.

Allen Beteiligten gebührt Dank für ihre wertvolle Hilfe und die zahlreichen Anregungen, vor allem dem Bundesgesundheitsministerium und dem Bundesgesundheitsamt, ohne deren tatkräftige Unterstützung dieser Band nicht hätte erscheinen können.

Mainz, April 1969   Die Herausgeber

Begrüßungen

Eröffnungsrede von Roy Goulding,

Präsident der Europäischen Vereinigung der Entgiftungszentralen

Bis vor kurzem wurden Vergiftungen nur als unwesentlicher Bestandteil der klinischen Medizin angesehen. Stattdessen wurde die Toxikologie auf einen kleinen Teil der medizinischen Rechtswissenschaft beschränkt. In der Vergangenheit war dies verständlich: Cleopatra drückte eine Schlange an sich und nahm sich so das Leben und die Borgias in Italien sollen viele ihrer Zeitgenossen durch Gift beseitigt haben.

Heutzutage jedoch ist das Motiv einer Vergiftung selten ein Verbrechen, obgleich immer an diese Möglichkeit gedacht werden muß. In unserer modernen, sog. zivilisierten Wohlstandsgesellschaft sind merkwürdigerweise Vergiftungen im Erwachsenenalter in fast allen Fällen durch Selbsteinnahme verursacht. Diese starken Medikamente werden gewöhnlich von den Ärzten und Psychiatern den Patienten verordnet. Zusätzlich existiert die große Zahl von akzidentellen Vergiftungen im Kindesalter. Vom Sozialen her gesehen besteht hier eine große Aufgabe, effektivere Verhütungsmaßnahmen zu finden.

Der Arzt, sei es im Krankenhaus oder in der Allgemeinpraxis, sieht sich in der Situation, mehr und mehr schwere Vergiftungsfälle zu behandeln. Häufig wurde er für diese Aufgabe unzureichend ausgebildet. Im Gegensatz zu einer weitverbreiteten Meinung sind spezifische Antidots selten verfügbar. Manchmal können sie jedoch lebensrettend sein. Im allgemeinen muß die Behandlung nach den Prinzipien eines jeden Notfalles ausgerichtet werden: Z. B. Stützung von Atmung und cardiovasculärem System und der Behandlung von Krämpfen. In diesen Fällen sind die Intensiv-Therapie-Einheit und besonders die Anaesthesiologie ausgesprochen wichtig. Trotzdem besteht die Möglichkeit, daß der Arzt bei einer so großen Vielzahl neuer Medikamente, Pflanzenschutzmittel und industrieller Produkte, die Gefahren, denen sein Patient ausgesetzt ist, nicht erkennt. Hier kommt der Wert von Vergiftungsberatungsstellen zum Tragen. Schließlich dürfen wir die Rolle, die Laboruntersuchungen und Forschung spielen können, nicht vergessen. Damit sind nicht forensische Untersuchungen gemeint, die postmortal die Todesursache bestätigen, sondern Untersuchungen, die bei der Diagnostik und in der Behandlung weiterhelfen. Hier handelt es sich um einen Zweig unserer Thematik, der einer weiteren Entwicklung fähig ist. In den nächsten 2 Tagen werden Sie hier in Mainz jeden und alle diese Aspekte genau betrachten.

Heutzutage erstreckt sich die Toxikologie über den akuten Vergiftungsfall hinaus. Die Toxikologie ist so zu einer wissenschaftlichen Disziplin geworden, die in das Leben und die Gesundheit im weitesten, die Umwelt betreffenden Sinn eingetreten ist.

Die Organisatoren dieses Symposions, an dem so viele Personen jetzt teilnehmen werden, haben bei der Zusammenstellung dieses großartigen Programms an alle Möglichkeiten gedacht. Hier in dieser alten Stadt mit der historischen Universität wird uns allen die wunderbare Gelegenheit geboten, an einer modernen wissenschaftlichen Übung teilzunehmen, Erfahrungen und Ansichten zu sammeln und im wahren Geist akademischer Freiheit und gesunder Kritik zu diskutieren. Ich persönlich fühle mich durch die Einladung, dieses Symposion offiziell zu eröffnen, sehr geehrt und ich weiß, daß ich Ihrer aller Meinung ausdrücke, wenn ich unseren Gastgebern sage: Vielen Dank für Ihre Initiative dieses Symposion abzuhalten und noch mehr Dank dafür, daß Sie uns allen, die wir aus allen Teilen Europas und von noch weiter hergekommen sind, diese Möglichkeit bieten, fruchtbare Diskussionen zu führen. Ich bin sicher, daß wir in den folgenden 2 Tagen viel lernen werden und daß jeder von uns mit einem besseren Wissen, unsere Aufgaben bei der Vorbeugung, Diagnose und Behandlung von Vergiftungen zu erfüllen, heimkehren wird.

Ich erkläre das Symposion für eröffnet. Mögen Sie alle das Beste geben und empfangen.

Until recently, poisoning has not been regarded as a very important part of clinical medicine. Instead, toxicology has been confined to a small section of medical jurisprudence. This, in the past, was understandable, for Cleopatra took her own life by clasping a venomous snake to her bosom and the Borgias in Italy are alleged to have disposed of many of their associates by poisoning.

Today, however, the motive behind poisoning is seldom criminal – though this possibility must always be borne in mind. Instead, in our modern, prosperous and so-called civilised societies, it is strange that poisoning in adults is nearly always by self-administration, usually of the powerful drugs provided by their doctors and frequently by the psychiatrists. In addition, large numbers of children suffer from accidental poisoning. Socially, therefore, this presents an enormous challenge – just to devise more effective measures for prevention.

Meanwhile the doctor, whether in hospital or general practice, finds himself called upon to treat more and more cases of serious poisoning. Often he has been inadequately trained for this task. Contrary to widespread belief, specific antidotes are seldom available. Occasionally, though, they may be life-saving. In general, management must be based on the principles governing any medical emergency – maintenance of respiration, cardio-vascular support, control of convulsions, and so on. This is where the intensive care unit and, more especially, the anaesthetist, is so important. Nevertheless, with so many new drugs, farm chemicals and industrial products, the doctor may be ignorant of the hazards to which his patient has been subjected. Herein lies the value of poisons information services. Finally, we must not forget the part which may be played by laboratory tests, investigations and research, not forensically to confirm the cause of death post-mortem, but rather to assist in diagnosis and treatment. This is a branch of the subject capable of further development. Here in Mainz, over the next two days, you will be giving close attention to each and all of these aspects.

But, nowadays, toxicology extends beyond the acutely poisoned patient. It has become a scientific study and discipline entering into life and health in its widest, environmental sense. The organisers of this present symposium, in which so many people are shortly to take part, have clearly been aware of all the possibilities in arranging the very imaginative programme immediately before you. Here, in this ancient city and historic university they are giving us all a wonderful opportunity to take part in a modern scientific exercise – to record experiences, present views and engage in argument in the true spirit of academic freedom and healthy criticism. Personally I feel very greatly honoured at being invited officially to open this symposium and I know that I express the feelings of you all when I say to our hosts – thank you so very much for having the initiative to stage this meeting at all and thank you even more for giving all of us, from Europe and even further afield, this chance to engage in your fruitful discussions. I am certain that we shall all learn a great deal over the ensuing two days and that each of us will return home the better equipped to do our own jobs in the prevention, diagnosis and treatment of poisoning.

The Symposium is declared open. May you all give and receive of your best.

Roy Goulding (London)

Eröffnungsrede von IRVING SUNSHINE,
Präsident der American Association of Poison Control Centers

Die Amerikanische Gesellschaft der Entgiftungszentralen grüßt das Symposion über „Erkennung, Verhütung und Behandlung von Vergiftungen" in Mainz!

Wenn Sie sich umschauen und so viele berühmte Kollegen erblicken, so werden Sie stolz sein auf den Fortschritt, der auf diesem Gebiet gemacht wurde. In wenigen Jahren sind aus einigen wenigen viele geworden. Ihre Zusammenarbeit ist ein wesentlicher Beitrag zum Gesundheitswesen Ihrer Länder. Ihre ungewöhnliche Fähigkeit, die Vergiftungen zu erkennen und zu behandeln, wird lebensrettend sein. Ihre Gegenwart hier sichert den Fortschritt. Denn Sie und Ihre Mitarbeiter sind interessiert und willens, die neuen Techniken zu erproben und ungewöhnliche therapeutische Wege zu gehen.

Symposien wie diese, bei denen Sie lehren und lernen, bei denen Sie alte Freundschaften erneuern und neue schließen, sind mit Sicherheit interessant und produktiv. Ich vertraue darauf und wünsche Ihnen allen Erfolg.

Es tut mir leid, daß nicht mehr von uns dabei sein können, und lade Sie hiermit herzlich zu unserem nächsten Treffen im Juni 1969 in New York ein: Wir hoffen, durch Teilnehmer aus allen Ländern dort den ersten Internationalen Kongreß der Entgiftungszentralen ("Poison Control Centers") abzuhalten. Wir haben so viele Probleme von wechselseitigem Interesse und so viel Doppelarbeit, daß es notwendig ist, daß wir diese Probleme diskutieren, um uns gegenseitig zu helfen und somit unsere Bürde zu erleichtern.

The American Association of Poison Control Centers is pleased to send greeting to the Symposion über Erkennung, Verhütung und Behandlung von Vergiftungen.

As you look around and see many distinguished colleagues you and they must be very proud of the progress that has been made in the development of poison information centers. In just a few years, few have grown to many.

Together each of you are making significant contributions to the well being of your communities. Your unusual ability to diagnose and treat victims of poisonings has been, and will be, life saving. Your presence here insures that continual improvement because you are interested and willing to share new techniques and unusual therapeutic approaches with your associates.

Meetings such as this, where you teach and learn, where you renew old friendships and make new ones with those starting in this field are sure to be interesting and productive. I trust that this will be so and wish you a meaningful and stimulating meeting.

I am sorry more of us from the United States could not join you. I hope that this will not prejudice you against attending the fortcoming meeting in New York in June 1969 at which we hope a group from all over the world will assemble at this First International Meeting of Poison Control Centers to work for their common good. We have so many problems of mutual interest and so much duplication of effort that it is necessary and desirable that we discuss these problems to see if we can help each other and thus lighten each of our burdens.

IRVING SUNSHINE (Cleveland)

Inhaltsverzeichnis

I. Chemische und toxikologische Grundlagen

Der gegenwärtige Stand der Antidottherapie

(Vorsitz: Prof. Dr. L. Lendle † und Prof. Dr. Dr. K. Lang)

IIa. Klinische Erfahrungen bei Erwachsenen

(Vorsitz: Prof. Dr. P. Schölmerich und Prof. Dr. K. Wiemers)

Einzelvorträge

Verzeichnis der Referenten und Diskussionsteilnehmer

AHNEFELD, F. W., Prof. Dr., Anaesthesieabteilung der Universitätskliniken Ulm (Donau)

BAUM, P., Priv.-Doz. Dr., II. Medizinische Universitätsklinik und Poliklinik der Universität Mainz

BARANYAY, P., Dr., Paul Heim-Kinderkrankenhaus, Budapest 8, Üllöi ut 86 (Ungarn)

BARCKOW, D., Dr., I. Medizinische Universitätsklinik im Städt. Krankenhaus Westend, Berlin 19

BELLINGER, B., Prof. Dr., Institut für Verkehrswirtschaft der Freien Universität, Berlin 33

BERČIČ, J., Dr., Maribor, Medvedova 6 (Jugoslawien)

BETHKE, P., Dr., I. Medizinische Universitätsklinik im Städt. Krankenhaus Westend, Berlin 19

BORBÉLY, F., Prof. Dr., Gerichtlich-Medizinisches Institut der Universität Zürich (Schweiz)

BRUGSCH, H., Prof. Dr., Städtisches Krankenhaus Moabit, Berlin 21

CLARMANN VON, M., Dr., Toxikologische Abteilung der II. Medizinischen Klinik rechts der Isar der Technischen Hochschule München

DAM, W. H., Doz. Dr., Anaesthesieabteilung des Bispebjerg Hospitals, Kopenhagen NV (Dänemark)

DÖNHARDT, A., Prof. Dr., II. Medizinische Abteilung des Allgemeinen Krankenhauses Hamburg-Barmbek

DÖRING, H. J., Priv.-Doz. Dr., Physiologisches Institut der Universität Freiburg i. Br.

DORTMANN, C., Dr., Institut für Anaesthesiologie der Universität Mainz

DROH, R., Dr., Institut für Anaesthesiologie der Universität Mainz

EMMRICH, P., Dr., Universitätskinderklinik Mainz

ERDMANN, W. D., Prof. Dr., Institut für Pharmakologie und Toxikologie der Universität Göttingen

FISCHER, F., Dr., Institut für Anaesthesiologie der Universität Mainz

FOLDES, F. F., Prof. M. D., Montefiore Hospital and Medical Center, Department of Anesthesiology, Bronx, New York 10467 (USA)

FOURNIER, ET., Prof. Dr., Clinique toxicologique, Hôpital Fernand-Widal, 200 Rue du Faubourg-Saint-Denis, Paris (Frankreich)

FRANKE, W., Dr., Anaesthesieabteilung der Universitätskliniken Ulm (Donau)

FREY, R., Prof. Dr., Institut für Anaesthesiologie der Universität Mainz

FRIEDBERG, K. D., Prof. Dr., Institut für Pharmakologie und Toxikologie der Universität Göttingen

FRISIUS, H., Dr., I. Medizinische Universitätsklinik im Städt. Krankenhaus Westend, Berlin 19

GÄDEKE, R., Prof. Dr., Universitätskinderklinik Freiburg i. Br.

GORÁCZ, GY., Dr., Paul Heim-Kinderkrankenhaus, Budapest 8, Üllöi ut 86 (Ungarn)

GOULDING, R., B. Sc., M. D., M. R. C. P., Poison Reference Service, Guy's Hospital, New Cross Hospital, Avonley Road, London SE 14 (England)

HALMÁGYI, M., Priv.-Doz. Dr., Institut für Anaesthesiologie der Universität Mainz

HARDER, H. J., Dr., Anaesthesieabteilung des Städt. Krankenhauses Schwabing, München 23

HEIDRICH, H., Dr., I. Medizinische Universitätsklinik im Städt. Krankenhaus Westend, Berlin 19

HENSCHLER, D., Prof. Dr., Institut für Toxikologie und Pharmakologie der Universität Würzburg

HUMPERT, U., Dr., I. Medizinische Universitätsklinik im Städt. Krankenhaus Westend, Berlin 19

IBE, K., Dr., I. Medizinische Universitätsklinik im Städt. Krankenhaus Westend, Berlin 19

ISRANG, H., Dr., Anaesthesieabteilung der Universitätskliniken Ulm (Donau)

IVÀDY, GY., Dr., Paul Heim-Kinderkrankenhaus, Budapest 8, Üllöi ut 86 (Ungarn)

KARIKA, GY., Dr., Paul Heim-Kinderkrankenhaus, Budapest 8, Üllöi ut 86 (Ungarn)

KLIMMER, O. R., Prof. Dr., Toxikologische Abteilung des Pharmakologischen Instituts der Universität Bonn

KOLLER, S., Prof. Dr. Dr., Institut für Medizinische Statistik und Dokumentation der Universität Mainz

KÖVESLIGETY, M., Dr., Paul Heim-Krankenhaus, Budapest 8, Üllöi ut 86 (Ungarn)

KREUTZER, P., Dr., Institut für Toxikologie und Pharmakologie der Universität Würzburg

KRIENKE, E. G., Dr., Städtische Kinderklinik Charlottenburg, Berlin 19

KRONSCHWITZ, H., Priv.-Doz. Dr., Anaesthesieabt. des St. Markus-Krankenhauses, Frankfurt (Main)

KUCHER, R., Prof. Dr., Institut für Anaesthesiologie der Universität Wien (Österreich)

LANG, K., Prof. Dr. Dr., Bad Krozingen, Schwarzwaldstr. 71

LENDLE, L., Prof. Dr., Pharmakologisches Institut der Universität Göttingen

LUSTENBERGER, N., Dr., Institut für gerichtliche Medizin der Universität Mainz

MAIVALD, P., Dr., Institut für klinische und experimentelle Chirurgie Prag (Tschechoslowakei)

MALIZIA, E., Prof. Dr., Centro Antiveleni della Cattedra di Anestesiologia e Rianimazione del la Universita di Roma, Policlinico Umberto I, Viale del Policlinico, Roma (Italien)

NEUHAUS, G. A., Prof. Dr., I. Medizinische Klinik im Städt. Krankenhaus Westend, Berlin 19

NILSSON, E., Prof. Dr., Anaesthesieabteilung, Lasarettet i Lund, Fack, 220 05 Lund 5 (Schweden)

NOLTE, H., Priv.-Doz. Dr., Institut für Anaesthesiologie des Kreis- und Stadtkrankenhauses Minden i. Westf.

OETTEL, P., Dr., Institut für Anaesthesiologie der Universität Mainz

OLBRISCH, R. R., Dr., Physiologisches Institut der Universität Freiburg i. Br.

PIETRULLA, W., Dr., Bundesgesundheitsamt, Berlin 33

PIRTKIEN, R., Dr., Med.-biolog. Forschungsstelle am Robert Bosch-Krankenhaus, Stuttgart-Feuerbach

QUELLHORST, E., Dr., Medizinische Klinik und Poliklinik der Universität Göttingen

RACENBERG, E., Dr., z. Z. Institut für Anaesthesie der Universität des Saarlandes, Homburg (Saar)

RIETBROCK, N., Dr., Institut für Toxikologie und Pharmakologie der Universität Würzburg

SCHELER, F., Prof. Dr., Medizinische Klinik und Poliklinik der Universität Göttingen

SCHNEIDER, H., Dr., I. Medizinische Universitätsklinik im Städt. Krankenhaus Westend, Berlin 19

SCHÖLMERICH, P., Prof. Dr., II. Medizinische Universitätsklinik Mainz

SUNSHINE, I., Ph. D., American Association of Poison Control Centers, 10525 Carnegie Avenue, Cleveland, Ohio 44106 (USA)

STEINBEREITHNER, K., Prof. Dr., Institut für Anaesthesiologie der Universität Wien (Österreich)

TOMBERGS, H. P., Dr., Bundesgesundheitsministerium für Gesundheitswesen, Bad Godesberg

TUMA, L., Dr., Paul Heim-Kinderkrankenhaus, Budapest 8, Üllöiut 86 (Ung.)

VERHULST, H. L., Department of Health, Education and Welfare, Public Health Service, 7915 Eastern Evenue, Silver Spring (USA)

WEISSAUER, W., Min.-Rat, Bayerisches Ministerium der Justiz, München, Justizpalast

WERNER, B., Doz. Dr., Swedish Poison Control Center, Karolinksa Sjukhuset Stockholm (Schweden)

WIEBECKE, U., Dr., Stuttgart-Ost, Klingenstr. 66

WIEMERS, K., Prof. Dr., Institut für Anaesthesiologie der Universität Freiburg i. Br.
WIESENER, H., Prof. Dr., Städtische Kinderklinik Charlottenburg, Berlin 19
WIRTH, W., Prof. Dr. Dr., Wuppertal-Elberfeld, Friedrich-Ebert-Str. 217

I. Chemische und toxikologische Grundlagen*

Der gegenwärtige Stand der Antidottherapie

Vorsitz: Prof. Dr. **L. Lendle** † (Göttingen)
Prof. Dr. Dr. **K. Lang** (Bad Krozingen)

---

* Ausführlicher Abdruck im Arch. Toxikol. **24**, 1–82 (1968).

Begriff und Bedeutung der Antidottherapie im Wandel der Zeiten

Von **D. Henschler** und **P. Kreutzer** (Würzburg)

Antidote sind schon im Altertum bekannt gewesen. Neben dem Einsatz einzelner Antidote gegen definierte Giftstoffe sind aber schon in der Antike Antidotgemische mit universellen Indikationen eingesetzt worden. Als „Alexipharmaka“, „Mithridatia“ und „Theriaka“ haben sie die Antidottherapie der Vergiftungen bis in die Neuzeit hinein beherrscht. Im 18. und 19. Jahrhundert konnten nach der Erforschung der chemischen Verhaltensweisen der Gifte zahlreiche spezifische chemische Antidote, durch die Kenntnis der pharmakologischen Eigenschaften „dynamische“ Antidote eingeführt werden. Gemische aus mehreren chemischen Antidoten bringen dann als „Universalantidote“ einen Rückschritt, da Inkompatibilitäten auftreten. Ein Universalantidot aus 2 Teilen Kohle, 1 Teil Gerbsäure und 1 Teil Magnesia usta hat sich bis in unsere Tage erhalten. Da dieses Antidot das ganze Dilemma der praktischen Toxikologie mit dem Nebeneinander von klarer naturwissenschaftlicher Denkungsweise und undisziplinierter, vom Wunschdenken getragener Spekulation besonders krass aufzeigt, wurde sein Werdegang im Detail aufgezeigt. Aufgrund systematischer Studien wurde nachgewiesen, daß dieses „Universal-Antidot“ wenn überhaupt, dann nur schwach entgiftend wirkt, da sich Kohle und Gerbsäure einerseits, Gerbsäure und Magnesia usta andererseits gegenseitig inaktivieren und zur Bindung der Giftstoffe nur noch in geringem Maße oder überhaupt nicht mehr zur Verfügung stehen. Kohle allein ist vielfach besser und infolge der Unspezifität der Giftstoffbindung am ehesten als ein universell anwendbares Antidot zu bezeichnen. Der Fortschritt der Molekulartoxikologie hat es ermöglicht, seit etwa 30 Jahren Antidote zu schaffen, die imstande sind, die biochemische Läsion durch spezifische Bindung der Giftstoffe zu lösen.

Schwermetallantidote

Von **O. R. Klimmer** (Bonn)

In einer knappen Übersicht über die Schwermetallantidote wurde gezeigt, daß zu den heute schon klassisch zu nennenden Chelatbildnern BAL und EDTA weitere, z. T. mit geringeren Nebenwirkungen belastete Antidote getreten sind. Hierzu zählen das Penicillamin zur Therapie der Kupfervergiftung, Dithiocarbamate für die Nickelcarbonyl- und die Thalliumvergiftung, sowie das Desferrioxamin zur Behandlung der Eisenvergiftung (Kinder!).

In der Hand des erfahrenen Arztes, bei frühzeitiger Anwendung und nicht zu hoher und zu langer Dosierung und bei laufender Überwachung der Vergifteten ermöglichen sie eine gezielte, rationelle Therapie der Schwermetallvergiftung, wie gewisse Behandlungserfolge am Menschen bewiesen haben. In schweren akuten Vergiftungsfällen unterstützen sie die Maßnahmen der Elementarhilfe wirkungsvoll.

Es wäre zu wünschen, daß auch in Deutschland sämtliche wirksamen Schwermetallantidote im Handel zu erhalten wären!

Antidotbehandlung bei Alkylphosphatvergiftungen

Von **W. D. Erdmann** (Göttingen)

Die Grundzüge der Behandlung von Vergiftungen mit esterasehemmenden Organophosphaten werden begründet:

1. Zufuhr von Atropin in hohen Dosen,
2. Einleitung künstlicher Beatmung,
3. Injektion von 1–2 Ampullen Pralidoxim oder Obidoxim (Toxogonin).

Die Ursachen für eine gelegentlich schwierige Beurteilung der klinischen Wirksamkeit von Toxogonin wurden diskutiert. Toxogonin darf nur unter gleichzeitiger Gabe von Atropin sowie nur am Anfang der Vergiftungsbehandlung und nur in der angegebenen Dosierung verwendet werden.

Antidote bei Blausäurevergiftungen

Von **K. D. Friedberg** (Göttingen)

Es wird über tierexperimentelle Untersuchungen berichtet, in denen unter standardisierten Bedingungen *Wirkungsgeschwindigkeit* und *Entgiftungskapazität* verschiedener Blausäureantidote ermittelt wurden. Dabei zeigte sich, daß das klassische Thiosulfat in bezug auf seine Entgiftungskapazität alle anderen Antidote weit übertrifft. Aber seine Wirkungsgeschwindigkeit ist gering. Darum muß es in der Praxis mit schneller wirkenden Antidoten kombiniert werden. Die bisher dafür verwendeten Nitrite haben erhebliche Nachteile. Besser verträgliche Pharmaka mit hoher Wirkungsgeschwindigkeit, verschiedene Kobaltchelate und neu erprobte Methämoglobinbildner (Aminophenole) versprechen günstigere therapeutische Möglichkeiten. Abschließend wird darauf hingewiesen, daß durch eine künstliche Beatmung, möglichst mit Sauerstoff, die Erfolgschancen einer Antidotbehandlung wesentlich gesteigert werden können.

Probleme bei der Anwendung von Morphinantagonisten

Von **H. J. Harder** (München)

Mit der klinischen Einführung spezifischer Opiatantagonisten ist die therapeutische Anwendung von Analgetica dieser Stoffgruppe ungefährlicher geworden.

Klinisch gebräuchliche Antagonisten sind das Nalorphin und das Levallorphan, welche sich in ihrer Wirkungsstärke und Dauer erheblich unterscheiden. Überdosierung führt zu Atemdepression bis zum Stillstand und Schock.

Die Initialdosis für Levallorphan (Lorfan) beträgt 1–2 mg i.v.; Kinder und Säuglinge erhalten etwa $^1/_5$–$^1/_{10}$ der Erwachsenendosis. Nach 20–30 min kann die Hälfte oder zwei Drittel der initialen Dosis noch einmal wieder gegeben werden i.v. oder i.m.. Die Antidotwirkung dieser spez. Antagonisten erstreckt sich auch auf Codein, das Bestandteil zahlreicher Husten- und Schmerzmittel ist und gerade bei kindlichen Vergiftungen eine Rolle spielt.

Vergleichende Untersuchungen verschiedener Opiatantagonisten

Von **F. F. Foldes** (Bronx, New York, USA)

Verschiedene pharmakologische Wirkungen von Nalorphin und Levallorphan (z. B. Hemmung von Atmung und Kreislauf, psychosomatische Wirkungen, Sedierung, Pupillenverengerung) sind ähnlich denen, die nach morphinartigen Analgetica beobachtet werden. Die pharmakologischen Wirkungen des kürzlich entwickelten Opiatantagonisten Naloxon (N-Allylnormophan) ähneln dagegen nicht denen der Opiate. Hingegen ist Naloxon beim Vergleich effektiver Dosen etwa 30fach stärker als Nalorphin und 6fach stärker als Levallorphan wirksam. Da Naloxon allein, d. h. auch ohne die Gegenwart von Opiaten, die Atmung nicht hemmt, ist es der Antagonist der Wahl bei der Behandlung jener Fälle, bei denen man nicht sicher ist, ob die Atemhemmung durch ein Opiat verursacht wurde oder nicht (z. B. Atemdepression des Neugeborenen, Atemdepression durch nicht näher bekannte Arzneimittel).

Antidottherapie der Methylalkoholvergiftung

Von **N. Rietbrock** (Würzburg)

Die Antidottherapie der Methanolvergiftung basiert auf 3 Behandlungsprinzipien: 1. der Applikation alkalisierender Substanzen (Trispuffer und Natriumbicarbonat) zur Bekämpfung der metabolischen Acidose, 2. der Zufuhr von Äthanol zur Hemmung der Methanoloxydation und 3. der Gabe von hohen Folsäuredosen zur Beschleunigung der Ameisensäureelimination. Die besten Resultate verspricht der kombinierte Einsatz aller 3 Verfahren. Mit der Zufuhr von Äthanol (Plasmaspiegel von mindestens 0,5%$_{00}$; 2–5 Tage auf dieser Höhe halten) wird ein Soforteffekt erreicht, indem durch Hemmung der Methanoloxydation die Produktion der Ameisensäure unmittelbar unterbrochen wird. Durch gleichzeitige Gabe von Folsäure (bis zu einer Dosis von 10 mg/kg i.v. pro die) wird das Eliminationsvermögen des Organismus für Ameisensäure um ein Vielfaches gesteigert. Alkali in Form von Trispuffer oder Natriumbicarbonat sollte zusätzlich bei schon bestehender metabolischer Acidose zur Anwendung kommen, um durch Normalisierung des extra- und intracellulären pH den Dissoziationsgrad der Ameisensäure zu erhöhen und damit die schädigende Wirkung auf den Zellstoffwechsel, die nur der freien Säure eigen ist, zu unterdrücken.

Schädigungsmöglichkeiten durch Antidote

Von **W. Wirth** (Wuppertal)

Die Schädigungsmöglichkeiten (Nebenwirkungen) von Antidoten werden besprochen:

bei Vergiftungen durch Schwermetalle: Schwefeltherapie, Therapie mit den Chelatbildnern Dimercaprol (BAL), Penicillamin, Calcium-Natrium-EDTA, Calcium-Natrium-DTPA, Desferrioxamin;

bei Vergiftungen durch Blausäure: Natriumthiosulfat, Natriumnitrit, Aminophenole (N, N-Dimethyl-p-aminophenol), Kobalt-EDTA, Kobalt-Desferrioxamin, Hydroxocobalamin;

bei Vergiftungen durch Alkylphosphate: Atropin, Pralidoxim (2-PAM) und Obidoxim (Toxogonin).

Die Nebenwirkungen sind fast immer Folgen von Überdosierungen. Bei Aussetzen oder Reduzierung der Dosen sind sie meist reversibel.

Das Verhalten der energiereichen Phosphate der Gehirnrinde bei Ausschaltung der elektrischen Aktivität durch hohe Dosen verschiedener Narkotica

Von **H. J. Döring** und **R. R. Olbrisch** (Freiburg i. Br.)

Der Gehalt der Hirnrinde an Kreatinphosphat (CP) und ATP wird bei Ratten, Meerschweinchen und Katzen durch Narkotica infolge der funktionellen Stillstellung auf einem hohen Niveau stabilisiert. Dieser Effekt ist bei künstlicher Beatmung praktisch unabhängig von der Art, der Tiefe und der Dauer der Narkose[1.] Neuerdings wurden nun Äther, Chloralhydrat, Urethan, Penthrane, Nembutal, Luminal und Evipan so hoch dosiert, daß es zum vollständigen Erlöschen der bioelektrischen Rindenaktivität im ECG kam. Auch bei dieser Versuchsanordnung fanden sich in der Hirnrinde normal hohe Werte für CP und ATP, sowie niedere Orthophosphatbestände unabhängig von der Art des Narkoticums. Die Befunde sprechen dafür, daß die geprüften Narkotica selbst in höchster Konzentration keine unterschiedlichen Eigeneffekte im Sinne einer direkten und spezifischen Beeinflussung der energiereichen Phosphatfraktionen besitzen.

II a. Klinische Erfahrungen bei Erwachsenen

Vorsitz: Prof. Dr. **P. Schölmerich** (Mainz)
Prof. Dr. **K. Wiemers** (Freiburg i. Br.)

Diagnose und Differentialdiagnose akuter Vergiftungen

Von **M. von Clarmann**

Aus der Toxikologischen Abteilung (Leitender Arzt Dr. MAX VON CLARMANN)
der II. Medizinischen Klinik rechts der Isar der Technischen Hochschule München
(Direktor: Prof. Dr. H. LEY)

Schon vor weit mehr als 100 Jahren schrieb CHRISTISON:

„Sobald ein Arzt zu einem Patienten gerufen wird, der ganz offenbar
an verdächtigen Symptomen leidet, so daß der Arzt ihn für vergiftet
erklären muß, so muß er auch, nachdem er die Behandlung angeordnet
hat, an denjenigen Teil des Beweises denken, zu dessen Begründung er
durch die ihm zu Gebote stehenden Kenntnisse die geeignetste Person
ist".

Atypische Krankheitsbilder erwecken, vor allem wenn sie plötzlich mit
Bewußtlosigkeit, Erbrechen oder Kreislaufschock beginnen, oft den Verdacht auf eine Vergiftung durch den oder jenen chemischen Stoff. Die
erste Voraussetzung für die Diagnose einer Vergiftung ist es, überhaupt
einmal an deren Möglichkeit zu denken.

Hauptaufgaben der modernen klinischen Behandlungszentren für Intoxikationen sind die Therapie und die Erteilung von Informationen. Die
sichere Diagnose ist aber nicht nur das Fundament jeder Dokumentation,
sondern auch der Therapie:

„Qui bene diagnoscit, bene medebitur!"

Trifft dies aber auch für die Soforttherapie einer akut-lebensbedroh-
lichen Vergiftung zu? Hierzu müssen wir uns etwas näher mit dem Dia-
gnosebegriff befassen:

Noch im Mittelalter herrschte die symptomatische Diagnose vor. Man sprach
von Blutungsübel, Bauchwassersucht, Zuckerharnruhr, Nervenfieber usw.
MORGAGNI kreierte dann die anatomische Diagnose. Beispiele hierfür wären:
Cholelithiasis, Aortenstenose usw. Seit ROBERT KOCH und dem beginnenden
Siegeszug der Bakteriologie datiert die ätiologische Diagnose. Jetzt herrscht
allgemein der Trend zur funktionellen Diagnostik, oft unter Einbau zahlreicher
Labortests und Belastungsproben in die klinische Untersuchung, vor. Diese
Betrachtungsweise kommt auch der Toxikologie näher.

Zur Sofortbehandlung einer akuten Intoxikation ist nun aber nicht die komplette anatomisch-ätiologisch-funktionelle Abklärung einer Vergiftung, sondern das Erkennen der Elementargefährdungen (H. Baur) notwendig:

Zum Leben ist eine Summe physiologischer Einzelleistungen erforderlich. Den Ablauf einer akuten Vergiftung kann man von der Giftaufnahme bis zum Exitus letalis quantenartig in einzelne Elementargefährdungen zerlegen. Wird eine davon nicht beseitigt, so stirbt der Patient.

In früheren Zeiten, als Bewußtlose noch in Rückenlage in Krankenhäuser gebracht wurden, waren z. B. Todesfälle auf dem Transport sehr häufig. Oft gelang es in der Klinik, die eben erst Verstorbenen wiederzubeleben. Die diesen Todesfällen zugrunde liegende elementare Gefährdung war in fast allen Fällen gleich: Zurückfallen des Zungengrundes und Verlegung der Atemwege, dadurch bedingte Asphyxie mit konsekutivem Herzstillstand.

Zur Erkennung der Elementargefährdung hilft nicht die Frage: „Woran leidet der Kranke, bzw. welche Vergiftung hat der Patient?", sondern die Frage: „Woran stirbt der Vergiftete, wenn ihm nicht geholfen wird?"

Sind diese eiligen Fragen aber zuvor abgeklärt, so führt vom Verdacht auf eine Vergiftung bis zur endgültigen Diagnose immer noch ein weiter und oft mühsamer, aber ein immer doppelspuriger Weg; er führt gleichzeitig über klinisches Bild und Giftnachweis zum Ziel.

Das klinische Bild einer Vergiftung besteht aus Symptomen, d. h. mit unseren 5 Sinnen ohne technische Hilfsmittel unmittelbar wahrnehmbaren Krankheitserscheinungen einerseits und (Krankheits)-zeichen, zu deren Erkennung Apparate erforderlich sind andererseits.

Dieses klinische Bild einer Vergiftung ist vielfach uncharakteristisch, es kann selbst bei charakteristischer Ausprägung oft anderen Erkrankungen stark ähneln (z. B. die Arsenvergiftung einer Cholera) und – vor allem bei akuten Intoxikationen – oft außerordentlich rasch wechseln.

Die diagnostische Hauptaufgabe des Klinikers ist die Erfassung aller Symptome, auch scheinbar unbedeutender. So vermag z. B. schon die sorgfältige Beobachtung der Richtung des Lage-Nystagmus bei einem Alkoholrausch, einen Hinweis auf die Resorptionsverhältnisse zu geben: divergierender seitengleichnamiger Lage-Nystagmus in der Resorptionsphase, nystagmusfreies Intervall zum Zeitpunkt der höchsten Blutalkoholkonzentration, konvergierender seitenungleichnamiger Lage-Nystagmus in der Eliminationsphase.

Symptome, die nicht zur gestellten Diagnose einer bestimmten Erkrankung passen, etwa das Erbrechen bei einem epileptischen Anfall, sind immer zum Anlaß der Revision der Diagnose zu nehmen, anstatt sie zu unterschlagen. Gerade die Beachtung aller Kleinigkeiten ist es oft, die bei Vergiftungen zur rechten Diagnose führt.

Zur Erkennung vieler Krankheitszeichen sind Labormethoden erforderlich, so etwa zur Feststellung einer Granulozytopenie, einer Ferrihämoglobinämie oder einer Porphyrinurie.

Bereits bei Hippokrates heißt es: „Nicht nur einem Zeichen trauen! Nein auf alles mußt du schauen." So kann etwa der Verlauf, z. B. die Dauer der Bewußtlosigkeit, Hinweise zur Differentialdiagnose Alkohol- oder Schlafmittelvergiftung geben. Gerade bei bewußtlosen Patienten sollte man sich die wiederholte Untersuchung zur festen Regel machen! In seltenen Fällen ergeben sich auch diagnostische Hinweise ex juvantibus therapiae, etwa auf eine Opiatvergiftung durch Wiedereinsetzen der Atmung nach Lorfan-Injektion.

Das klinische Bild einer Vergiftung allein gestattet aber ohne Giftnachweis noch nicht die sichere Diagnose einer exogenen Intoxikation: Was bei einer Fraktur das Röntgenbild, ist bei einer Vergiftung der Giftnachweis.

Er kann geführt werden durch objektive Beobachtung der Aufnahme eines Giftes, wie z. B. im pharmakologischen Tierexperiment, oder durch den chemischen Nachweis der Aufnahme oder Ausscheidung eines Giftstoffes.

Von vielen Klinikern wird bei akuten Vergiftungen die Durchführung von Giftnachweisen immer noch für entbehrlich gehalten, da man doch aus Anamnese und klinischem Bild eine hinreichend sichere Vergiftungsdiagnose stellen könne. Die Unhaltbarkeit dieser Einstellung kann kasuistisch leicht widerlegt werden: Eine anamnestisch angenommene Pilzvergiftung entpuppt der Giftnachweis als Arzneimittelabusus, die Bewußtlosigkeit einer CO-Vergiftung durch Brandgase wird als Mordversuch durch Alkylphosphate oder eine Sagrotan-Vergiftung eines Kindes mit Krämpfen als Intoxikation mit Cibalgin erkannt. In all diesen Fällen hatte die richtige Diagnosestellung auch therapeutische Konsequenzen.

Nach ROLF HILBER (Inaug. Diss. Erlangen 1967) stimmte bei den von verschiedenen Kliniken an ein Gerichtsmedizinisches Institut zum Giftnachweis eingesandten Asservaten das tatsächlich erhaltene Ergebnis nur zu 33,2–39,5 % mit den klinischen Angaben überein! Nach unseren eigenen Erfahrungen ist bei etwa jeder fünften klinisch genau beobachteten und anamnestisch mehrfach geklärten Vergiftung die ursprüngliche klinische Abschlußdiagnose durch den Giftnachweis revisionsbedürftig. Juristisch stellt der „unterlassene Giftnachweis" einen klaren Tatbestand dar, der bei den heute an die ärztliche Sorgfaltspflicht gestellten hohen Anforderungen leicht den Vorwurf der Fahrlässigkeit nach sich ziehen kann.

Die stürmische Entwicklung der Chemie in den letzten 20 Jahren brachte uns Toxikologen zwar zahlreiche neue Gifte, aber auch viele neue Medikamente und Antidote. Den eigentlichen Strukturwandel erfuhr die Toxikologie durch die Fortschritte der Analytik und hier vor allem durch die zahlreichen neuen physikalisch-chemischen Trenn- und Meßverfahren: Papierchromatographie, Dünnschichtchromatographie, Gaschromatographie, sowie Ausweitung der Spektroskopie vor allem in dem UV- und IR-Bereich.

Genügend Material, Zeit und Geld vorausgesetzt, wäre eine komplette toxikologische Analyse mehrerer Körperflüssigkeiten oder Ausscheidungen bei allen Intoxikationen die ideale Parallele zu einer sogenannten „klinischen Durchuntersuchung". In der Praxis des klinischen Alltags ist dieses Vorgehen – die Mindestkosten für einen großen forensisch-toxikologisch-chemischen Untersuchungsgang betragen im günstigsten Falle nach den Vollkosten des Tarifes der deutschen Krankenhausgesellschaft DM 708,40 – nicht möglich und in den meisten Fällen auch nicht notwendig. Immer aber soll bei klinischen Fällen Urin und Blut, sowie bei allen Nahrungsmittelvergiftungen auch Stuhl asserviert werden. Ein Teil des Blutes kann nach Sublimatdesinfektion unter Luftabschluß abgenommen und mit

Natriumfluorid (40 mg/100 ml) konserviert werden, um enzymatische Prozesse
abzustoppen. Über die Wahl des richtigen Untersuchungsmaterials bei verschiedenen Vergiftungen hat Th. Haag eine schöne, noch nicht veröffentlichte
Tabelle ausgearbeitet (Dtsch. Apoth. Ztg 108, 1470 (1968)).

Voraussetzung für eine einwandfreie Asservierung ist nicht nur genügend Material, sondern auch ein von Fremdstoffen freies, reines Asservat-
gefäß und die Vermeidung jeglicher Kontamination bei der Abnahme.

Die Verwechslungsgefahr zwingt bei der Asservierung und Behandlung
von Giftproben zu peinlicher Sorgfalt unter Einhaltung bestimmter Regeln:
Das Asservat ist sofort genau mit Datum, Uhrzeit, Name und Identitäts-
kennzeichen des Patienten, sowie Art des Materials und der Abnahme, zu
beschriften und von der betreffenden Schwester oder dem Arzt zu signieren
und sicher zu verwahren. Begleitschreiben und Giftprobe bekommen die
gleiche Asservat-Nummer. Auch im Labor sind Verwechslungen, vor allem
durch Hilfspersonal, nur bei Einhaltung eines strengen Reglements auszuschließen.

Auf die organisatorischen Fragen der Durchführung des Giftnachweises, ob in
Zusammenarbeit mit einem Gerichtsmedizinischen Institut oder im eigenen
toxikologischen Labor, soll hier nicht näher eingegangen werden. Auf einige
bewährte Schnellmethoden, wie etwa den Salicylatnachweis nach Johnson in
1 min, den Barbituratnachweis nach Curry in 5 min oder die chromometrische
Gasanalyse am Krankenbett, wird ein Kliniker nicht verzichten wollen.

Der chemische Nachweis eines Giftes in einem Asservat verläuft in
3 Stufen: Auffinden, Identifizieren und schließlich die quantitative Bestimmung.

Dem alten Sprichwort „Omnia sunt dubitanda" entsprechend, lautet eine
alte toxikologische Grundregel:

Jeder Giftnachweis ist durch einen zweiten methodisch unabhängigen
Untersuchungsgang, die sog. Bestätigungsmethode, zu sichern. Wird in der
klinisch-toxikologischen Praxis bei guter Übereinstimmung von Giftnachweis und klinischem Bild hierauf verzichtet, so ist auf alle Fälle noch vorhandenes Material weiter in geeigneter Form zu asservieren, da später ver-
sicherungstechnische oder auch forensische Fragestellungen bei akuten
Vergiftungen von vorneherein nie abzusehen sind.

Schneller Nachweis oder Ausschluß des klinisch vermuteten Giftes ist
die erste Aufgabe der chemisch-toxikologischen Untersuchung bei der
Diagnosestellung. Ein einfaches Beispiel wäre hier etwa der Tri-Nachweis
in der Ausatemluft eines Kindes, das fraglich aus einer Flasche Fleckenwasser
getrunken hat.

Bei diesem Vorgehen bedingt die Unvollständigkeit der angewandten analyti-
schen Verfahren eine Reihe möglicher Fehlerquellen: so ist vor allem das Vorhandensein eines zweiten Giftes bei gezielten Einzeluntersuchungen, die nur die

Anwesenheit des ersten, d. h. des vermuteten Giftes bestätigen, nicht auszuschließen. Ausschlußgruppenreaktionen, z. B. auf basische Stoffe nach CRONHEIM-WARE, bilden hier eine gute Ergänzung des eigentlichen Giftnachweises. So fanden wir in zahlreichen Fällen von Schlafmittelvergiftungen eine oft erhebliche Harnalkoholkonzentration oder bei CO-Vergiftungen oft eine gleichzeitige Arzneimitteleinnahme.

Fehlbeurteilungen können auch durch qualitativen Nachweis eines Giftes, vor allem im Harn, etwa von Schlafmitteln aus barbiturathaltigen Schmerztabletten bei einer Subarachnoidalblutung, resultieren. Neben dem qualitativen Nachweis des Giftes ist die quantitative Blutspiegelbestimmung daher oft von nicht minder großer klinischer Bedeutung. Ein typisches Beispiel ist hier auch die Differentialdiagnose des „Pathologischen Rausches".

Gleichzeitige quantitative Bestimmung eines Giftes in Harn und Blut lassen bei Kenntnis der Art des Giftes und des Ausscheidungsmodus eine meist recht genaue Beurteilung der Schwere einer Vergiftung zu, wobei natürlich als zusätzliche Fakten die individuelle Reaktion, die Konstitution und der Allgemeinzustand des Patienten einbezogen werden müssen. Einige noch ungeklärte Fragen, denen wir zur Zeit nachgehen, etwa der Tag-Nacht-Rhythmus der Thalliumausscheidung oder die 3 Tage-Welle der Emetinausscheidung seien hier nur am Rande erwähnt.

Die Bewertung quantitativer Befunde im Harn ist außerordentlich schwierig und ohne Kenntnis des klinischen Bildes und aller Begleitumstände nicht möglich. Dies zeigt deutlich ein toxikologisch vergleichbarer Doppelselbstmordversuch eines Liebespaares, das sich die Schlaftabletten redlich halbierte: Bei gleicher Giftmenge (mehr als 50 mg% Methyprylonmetaboliten im Harn) überlebte „sie" in Nato-Seitenlage, während „er" an pulmonalen Komplikationen infolge Rückenlage verstarb.

Beinahe unumgänglich sind quantitative Bestimmungen bei solchen Giften, die auch normalerweise, obgleich in geringerer Konzentration, in den Körperflüssigkeiten des Menschen enthalten sind. Hier müssen vor allem die Schwermetalle Blei und Quecksilber erwähnt werden.

Veränderung der Giftkonzentration durch therapeutisch induzierte Giftelimination, individuelle Unterschiede im Stoffwechselverhalten, Enzyminduktionen und genetisch bedingte Besonderheiten in der Giftempfindlichkeit können in der klinischen Toxikologie manche Probleme aufwerfen.

Nicht unerwähnt bleiben soll auch das diagnostische Problem der klinisch nicht nachweisbaren Gifte. Als Beispiel sei hier nur die große Gruppe der Nahrungsmittelvergiftungen erwähnt, bei der das differentialdiagnostische Hauptkriterium immer noch die anamnestische Frage nach der Latenzzeit ist. Teilweise versucht man aber durch Fahnden nach sogenannten Leitsubstanzen, etwa den Sporen bestimmter Pilzarten, die man durch moderne Anreicherungsverfahren aus den Faeces heute durchaus einer Untersuchung zugänglich machen kann, neue diagnostische Wege zu gehen.

Die endgültige Diagnose einer Vergiftung stützt sich auf das klinische Bild und den Nachweis der Giftaufnahme bzw. der Ausscheidung und ist im einzelnen zu präzisieren:

Aus ihr müssen die einmalige oder chronische Zufuhr, die Art und der Aufnahmeweg des Giftes, der Schweregrad bzw. das Stadium der Vergiftung und die Ätiologie (z. B. Unfall oder Suicid) klar hervorgehen. Nicht voll gesicherte Vergiftungsfälle sind als Verdachtsfälle oder ungesicherte

Vergiftungen zu charakterisieren. Bezeichnungen wie „Tablettenvergiftung" oder dergleichen sind nichtssagend.

Klinisch genau beobachtete und diagnostisch exakt abgeklärte Vergiftungen sind hinsichtlich ihrer wissenschaftlichen Aussagekraft pharmakologischen Tierexperimenten durchaus vergleichbar. Daß andererseits ungenügend diagnostizierte Vergiftungen für Veröffentlichungen unbrauchbar sind, versteht sich von selbst.

Die rechtzeitige Erkennung von Vergiftungen ist nicht immer leicht. Vor unangenehmen Überraschungen sichert die Beachtung unseres diagnostischen Kodex:

1. Untersuchung und Anamnese nicht in Gegenwart Angehöriger!
2. Vollständige Untersuchung des unbekleideten Patienten mit Registrierung aller Symptome!
3. Alle Fährten und Spuren beachten!
4. Auf Widersprüche achten!
5. Klinische Diagnose durch Giftnachweis sichern!
6. Nach der Eintrittspforte des Giftes fahnden!
7. Genauen zeitlichen Ablauf und alle Begleitumstände eruieren!
8. Fremdanamnese mit Alternativfragen!
9. Klinische Beobachtung bei Verdacht auf kriminelle Handlung oder Sucht!
10. Wer? Was? Wo? Womit? Wann? Wie? Warum?

Zusammenfassung

Zur Sofortbehandlung einer akuten Intoxikation ist nicht die komplette anatomisch-ätiologisch-funktionelle Abklärung einer Vergiftung sondern das Erkennen der Elementargefährdungen notwendig: Hier ist nicht die Frage „Woran leidet der Kranke bzw. welche Vergiftung hat der Patient?" sondern die Frage „Woran stirbt der Vergiftete, wenn ihm nicht geholfen wird?" entscheidend. Die endgültige Diagnose einer Vergiftung dagegen stützt sich auf das klinische Bild und den Nachweis der Giftaufnahme bzw. Ausscheidung und ist im einzelnen zu präzisieren: Aus ihr müssen die einmalige oder chronische Zufuhr, die Art und der Aufnahmeweg des Giftes, der Schweregrad bzw. das Stadium der Vergiftung und die Ätiologie klar hervorgehen. Nicht voll gesicherte Vergiftungsfälle sind als Verdachtsfälle oder ungesicherte Vergiftungen zu charakterisieren. Bezeichnungen wie „Tablettenvergiftung" oder dergleichen, sind nichtssagend. Das klinische Bild einer Vergiftung allein gestattet aber ohne Giftnachweis noch nicht die sichere Diagnose: Was bei einer Fraktur das Röntgenbild, ist bei einer Vergiftung der Giftnachweis.

Die lebensrettenden Sofortmaßnahmen bei akut lebensbedrohlichen Vergiftungen

Von **R. Kucher** und **K. Steinbereithner**

Aus der Intensivbehandlungsstation (Prof. Dr. K. STEINBEREITHNER) der I. chirurg. Univ. Klinik (Vorstand: Prof. Dr. P. FUCHSIG), der Intensivbehandlungsabteilung der postoperativen Station (Prof. Dr. R. KUCHER) der II. Chir. Univ. Klinik (Vorstand: Prof. Dr. J. NAVRATIL) und dem Institut für Anaesthesiologie (Vorstand: Prof. Dr. O. MAYRHOFER) der Universität Wien

Da in einigen Referaten dieses Symposiums jene Maßnahmen, welche bei Auffindung eines Vergifteten durch den Rettungsarzt, bzw. das Personal des Einsatzfahrzeuges durchzuführen sind, eingehend besprochen werden, wollen wir uns bewußt auf die *Behandlung Schwerstvergifteter* im Rahmen von *Intensiv*behandlungsstationen beschränken. Dies beinhaltet keinen Widerspruch zum Thema unserer Mitteilung, da ja das endgültige Überleben vieler Fälle vom sofortigen Einsatz bestimmter Spezialbehandlungsverfahren abhängt.

Das Patientengut, dem wir unsere Erfahrungen verdanken, ist besonders ausgewählt und daher relativ klein. In Hinblick darauf, daß grundsätzlich alle akuten Vergiftungen in Wien nach skandinavischem Vorbild der Vergiftungsstation der Psychiatrisch-Neurologischen Universitätsklinik zugewiesen werden, gelangen vor allem jene Fälle an die Intensivbehandlungsstation, bei denen die „Standardbehandlung" am Vergiftungszentrum sich frühzeitig als ungenügend erweist oder zu Komplikationen führt; andere Patienten sind a priori so schwer geschädigt, daß aus diesem Grunde eine sofortige Einweisung an die Intensivbehandlungsstation erfolgt. Diese örtliche Situation bedingt, daß wir tatsächlich nur von „lebensbedrohlichen" Vergiftungen berichten können.

Einen orientierenden Überblick vermittelt Tabelle 1.

Die schweren Vergiftungen machen etwa 6 % des Krankengutes beider Stationen aus; – bezogen auf die Gesamtzahl aller Vergiftungen, welche mindestens 30 min nach Aufnahme am Vergiftungszentrum noch überlebten, sind dies 1,5 % aller Fälle. Eigenartigerweise schwanken diese Zahlen in den jährlichen Statistiken kaum, woraus vielleicht der Schluß gezogen werden kann, daß wirklich *nur rund 2 % aller* Patienten einer *längerdauernden Intensivbehandlung bedürfen,* zumal eine Abweisung aus Platzmangel nur in Ausnahmefällen nicht zu umgehen war. Der Schwere des Zustandsbildes entsprechend, ist die Sterblichkeit außerordentlich hoch, auch wenn man einräumt, daß unter den Schlafmittelvergiftungen, welche das Hauptkontingent bilden, sich zahlreiche Kombinationsintoxikationen befinden. Der Schweregrad geht auch aus den hohen Frequenzen von Langzeitbeatmung und Dialysebehandlung hervor.

Tabelle 1

	Zahl der Fälle	%
Gesamtmaterial beider Stationen (15. IX. 1963–15. VIII. 1968)	1093	
davon schwerste Vergiftungen [a]	63	5,8
davon verstorben	15	23,8
Langzeitbeatmungen	29	46,0
davon verstorben	13	44,9
Sauerstoffüberdruckbehandlung (CO-Vergiftung)	3	
verstorben (Kombinationsintoxikation)	1	
Hämo- und Peritonealdialysen (behandelte Fälle)	22 (4 HD)[b]	35
davon verstorben	11 (1 HD)	50

[a] Gesamtaufnahmen von Vergiftungen auf der Vergiftungsstation der Psych.-Neurol. Univ. Klinik (1963–1964) 1494 Fälle (Guth u. Mitarb.).

[b] HD-Hämodialyse

Im folgenden sei nun, notwendigerweise etwas schematisch, auf das Behandlungsregime unter bewußter Reihung hinsichtlich Vordringlichkeit eingegangen.

1. Atmung

Auf Fragen der *Freihaltung der Atemwege* hier einzugehen, dürfte sich erübrigen, da dieses Wissen zum Rüstzeug jeder Wiederbelebung gehört. Gerade bei Vergifteten ergeben sich jedoch gelegentlich Schwierigkeiten, der „bronchialen Sekretflut" (von Clarmann; Lagorce) Herr zu werden, zumal Hypercapnie und Hypersekretion sich gegenseitig aufschaukeln können.

Frühzeitige Intubation (möglichst schon am Transport) erleichtert die Sekretabsaugung. In diesem Zusammenhang eine kurze Bemerkung zur Frage der *Frühtracheotomie*:

Diese stellt heute an vielen Vergiftungszentren die Regel dar. Eigene Untersuchungen haben aber erkennen lassen (Kucher u. Mitarb.), daß (möglicherweise infolge der schlechten Gewebsdurchblutung) bei Medikamentenvergiftung in allen Fällen eine Trachealeinengung aufgetreten ist, obwohl die Tracheotomiedauer mit im Durchschnitt nur 9 Tagen um ein

Vielfaches niedriger lag, als bei anderen Tracheotomierten. Der Entschluß zur Tracheotomie muß also eine fast sichere Spätschädigung miteinkalkulieren. Ob Langzeitintubation, wie sie z. B. CAMPBELL u. Mitarb., routinemäßig anwenden, günstigere Resultate erbringt, kann allerdings aus unserem Krankengut noch nicht beantwortet werden.

Dauerbeatmung als Sofortmaßnahme sollte unseres Erachtens in viel höherem Umfange eingesetzt werden, als dies in der Regel der Fall ist. Vergleicht man unsere schlechten Resultate, bedingt durch meist zu spät einsetzende Respiratorbehandlung (schwere Hypoxie, Aspirationspneumonie etc.) mit den Ergebnissen von CAMPBELL u. Mitarb. (Dauerbeatmung in zwei Drittel aller Fälle bei direkter Einweisung, Mortalität 11,8 %), so erhebt sich daraus die Forderung, jede schwere Vergiftung mit Atemdepression und Hypoxiezeichen sofort einem Respiratorzentrum zuzuweisen und mit Analeptica und dergl. keine Zeit zu verlieren. Auf sonstige Indikationen zur Dauerbeatmung wie: Krämpfe (Relaxierung), Normalisierung der Hyperventilation, Bekämpfung des Lungenödems usw. haben VON CLARMANN sowie LUTZ u. SCHUMACHER mehrfach hingewiesen. Wir möchten nur die Peritonealdialyse zusätzlich als echte Indikation hervorheben. – Daß allzu forcierte Beatmung bei schwerer Hypoxie und Hypercapnie Herzstillstand auslösen kann, sei nur am Rande bemerkt.

2. Kreislauf

Wenn nicht schon am Unfallsort mit der Volumensubstitution begonnen wurde, gilt die nächste Sorge dem Kreislauf. Die Genese des Schocks (kardiogen, Vasomotorenlähmung, Extravasation von Plasma usw., vgl. JUST u. SCHUMACHER; FRICK u. Mitarb.) ist durch entsprechende Untersuchungen (EKG, Hämatokrit, vor allem Venendruckmessung) raschest abzuklären und möglichst gezielt zu behandeln. Die geringe Toleranz von Kombinationsvergiftungen mit Tranquillizern gegenüber Flüssigkeitsbelastung sei hier besonders hervorgehoben! Außer bei unbeeinflußbarer Hypotonie trachten wir die Anwendung vasopressorischer Substanzen soweit als möglich zu vermeiden, um nicht unnötig die Nierendurchblutung zu gefährden.

3. Diagnose und eventuelle Antidotbehandlung

Die Fahndung nach dem verwendeten Gift ist häufig für den weiteren Erfolg der Therapie entscheidend (es sei als Beispiel nur auf den wirkungsändernden Effekt der Monoaminooxydase-Hemmer gegenüber diversen Pharmaka verwiesen) und auch aus Selbstschutzgründen (BÖHM) zu fordern. Bei unklarer Symptomatik und fehlenden Indizien, bzw. Angaben vermag im Frühstadium der Vergiftung beim *Intubierten* eine *Magenspülung* nicht nur therapeutisch, sondern auch diagnostisch hilfreich zu sein (allerdings nur bei Vorhandensein eines leistungsfähigen toxikologischen Labors!). In späteren Stadien halten wir die Magenspülung für weitgehend nutzlos, ja gefährlich (Meythaler u. Eichhorn), sind doch 3 unserer Todesfälle sicher auf Aspiration nach Magenspülung zurückzuführen.

Spezielle Antidote existieren derzeit nur für wenige Giftstoffe. Neben Antidoten einer Schwermetallvergiftung (BAL, Antidotum metallorum Sauter und Calcium Hausmann/Ca-EDTA-Na$_2$) seien die Morphin-antagonisten, sowie Katalysin (Thionin) bei CO- und Methämoglobin-vergiftung erwähnt, ferner die Mittel gegen eine Vergiftung mit Alkyl-Phosphaten und anderen Insektiziden (Atropin, PAM und Toxogonin), mit Cyanwasserstoff (Nitrite und Na-thiosulfat), sowie mit Barium (CaCl$_2$). Schließlich sei noch aufgrund eigener guter Erfahrung auf die (im Früh-stadium erfolgreiche) Anwendung von Antiphalloidin bei Knollenblätter-pilzvergiftung hingewiesen. Bezüglich Einzelheiten muß auf einschlägige Handbücher und Leitfäden verwiesen werden (Moeschlin; Wirth u. Mitarb.).

4. Diagnose und Korrektur
biochemischer und sonstiger Entgleisungen

a) Die Wichtigkeit genauer Daten über den *Hydrierungszustand* ist nicht nur vom Standpunkt der Kreislaufauffüllung wesentlich, sondern auch für die gleich zu besprechende renale Ausscheidung bedeutsam. Gleiches gilt

b) für den *Elektrolytstatus*. Gerade hier wird auf genaue Ausgangswerte oft zu wenig Wert gelegt. Zum Routineuntersuchungsprogramm gehören ferner:

c) Bestimmung des freien Hämoglobins im Serum (vor allem bei kriminellen Aborten).

d) Blut- und Harnzucker (wobei eine schwere Hypoglykämie auf suicidale Einnahme oraler Antidiabetica schließen läßt, vgl. Schulz u. Börner, andererseits unter Phenothiazinvergiftung bei Diabetikern mit Blutzuckeranstiegen infolge Hemmung der Wirkung antidiabetischer Sub-stanzen gerechnet werden muß (Steinbereithner).

e) Wiederholte *Blutgasanalysen* verstehen sich von selbst. Dies nicht nur unter dem Aspekt der Atmung, sondern auch wegen der häufig zu beobach-tenden metabolischen Acidose auch bei Schlafmittelvergiftungen (Hofmann u. Mitarb.). Da Acidose die Nierenfunktion im ungünstigem Sinne beein-flußt, bedarf sie raschester Korrektur, wobei neben Na-Bicarbonat und -Lactat vor allem TRIS-Puffer (Balagot u. Mitarb.) wegen der guten diuretischen Wirkung der Substanz sehr zu empfehlen ist.

5. Förderung der Ausscheidung

a. Lunge

Sieht man von den Lösungsmittelvergiftungen ab, so stellt die CO-Intoxikation das Paradigma pulmonaler Giftausscheidung dar. Wenn auch mit O_2-Beatmung allein im Frühstadium gute Ergebnisse erzielt werden, stellt in Übereinstimmung mit anderen unseres Erachtens die Behandlung mit hyperbarem O_2 die Methode der Wahl dar. Nur bei Kombination mit atemdepressiven Substanzen zwingt die Hypopnoe mangels eines Respirators in der Kammer zu verfrühter Ausschleusung. (Wir haben daher einen derartigen Fall auch verloren, vergl. Tab. 1).

b. Niere

Einigermaßen zufriedenstellende Nierenfunktion vorausgesetzt, sollte primär bei allen nierengängigen Giften versucht werden, mittels *forcierter Diurese* (500 bis 800 ml/Std) eine rasche Ausscheidung zu erzwingen. Hierbei ist von sekundärer Bedeutung, welches Diuretikum bzw. welche Drogenkombination Anwendung findet. Es können sowohl Hg-Diuretika (OHLSSON u. FRISTED), Urea (MYSCHETZKY u. LASSEN), Acetazolamid, Chlorothiazid und Fursemide („Lasix"), wie das derzeit besonders aktuelle Mannitol (CIRKSENA u. Mitarb.) zum Einsatz kommen.

Von verschiedenen Autoren wird großer Wert auf Alkalisierung des Harnes gelegt, doch scheint dies nur für die vermehrte Ausscheidung bestimmter Substanzen, wie Phenobarbital von Bedeutung zu sein. Über die alkalisierende Therapie mit Tris-puffer wurde schon gesprochen. Der gleichlaufende Ersatz von Flüssigkeit und Elektrolyten unter diesem Diureseregime bedarf in diesem Rahmen keiner besonderen Erwähnung (vgl. KUCHER u. Mitarb.).

Bei jeder *schweren Intoxikation* mit dialysablen Giften (vgl. MAHER u. SCHREINER) sollte *zusätzlich* (auch bei relativ guter Nierenfunktion) an eine *Dialyse* gedacht werden. Dies gilt besonders dann, wenn die Blutkonzentration oder die klinischen Kriterien für eine potentiell tödliche Dosis sprechen, ferner wenn verspätete Einlieferung anzunehmen ist oder unter konservativer Therapie eine Verschlechterung eintritt (vgl. KESSEL u. Mitarb.). Erhöhtes Allgemeinrisiko, Alter, Adipositas usw. sowie Vorschädigung von Leber und Niere und Auftreten von Hyperpyrexie und Pneumonie (Hyperkatabolie) sind weitere Argumente für raschen Dialysebeginn. Daß sich die Dialyse bei Vergiftung mit nephrotoxischen oder hämolysierenden Substanzen zwingend als Frühbehandlung anbietet (vgl. v. DITTRICH), versteht sich von selbst.

Die Entscheidung zwischen Hämo- und Peritonealdialyse wird vielfach von örtlichen Gegebenheiten abhängen. An den eigenen Stationen sind wir unter dem Eindruck dramatischer Hirndruckkrisen (Disäquilibriumsyndrom) eher für die Anwendung der Peritonealdialyse, wenn auch eine längere Dialysezeit in Kauf genommen werden muß (dies vor allem dann, wenn nicht eine Erhöhung der Dialysance durch Albuminzusatz oder Verwendung von Tris-puffer in der Dialyseflüssigkeit erzwungen wird; vgl. FRITZ).

Einen Vergleich der Leistungsfähigkeit aller Methoden läßt sich aus den Clearancewerten von SETTER u. Mitarb. bei simultaner Anwendung an einer schweren Seconalvergiftung ablesen:

Normale Peritonealdialyse   4 ml/min
forcierte Diurese   5 ml/min
Peritonealdialyse gegen 2,5 % Albuminlösung   6 ml/min
Peritonealdialyse mit 36 g TRIS/2 l   8 ml/min
Hämodialyse   30 ml/min

Es sind also 6 Std Hämodialyse etwa 24 Std Peritonealdialyse gleichzusetzen (Kessel).

Ein Wort zu den eigenen Ergebnissen: Die bestürzend schlechten Resultate sind in erster Linie dadurch bedingt, daß ein Großteil der Verstorbenen erst nach Versagen der Nierenfunktion unter forcierter Diurese bei hochdosierter Vasopressorenanwendung einer IBst. zugewiesen wurde. Daneben waren schwere Lungenkomplikationen für den tödlichen Ausgang vielfach mitverantwortlich.

6. Bemerkungen zu einigen speziellen Problemen

Schon im Rahmen einer *Akut*behandlung von schweren Vergiftungen dürfen gewisse Präventivmaßnahmen nicht vergessen werden, die für den späteren Verlauf entscheidend sein können. Als Beispiele seien angeführt: Prophylaktische Lungenspülung auch ohne sichere Zeichen einer Aspiration; Volldigitalisierung und laufende EKG-Beobachtung (Stoffwechselstörungen am Herzmuskel); Leberschutz; Antibiotische Abschirmung unter Berücksichtigung der reduzierten renalen Ausscheidung.

Während eine *Hypothermie* akuter Behebung kaum bedarf, soll jede *Hyper*pyrexie umgehend therapeutisch angegangen werden. Dies gilt insbesondere für mit Analeptika anbehandelte Fälle, die fast regelmäßig (vgl. Hofmann u. Mitarb.) zu hohem Fieber neigen.

Zum Abschluß sei es gestattet, anhand eines eigenen Falles aus der jüngsten Zeit die einschlägigen Probleme nochmals schlaglichtartig zu beleuchten.

Pat. R. M., 2 a (geb. 19. 9. 1966), am 13. 3. 1968 Übernahme in fast apnoischem Zustand bei nur mäßiger Hypotonie von auswärts. Das Kind hat nach Angabe der Mutter vor 3 Std 10 Tabletten eines Kombinationspräparates (Ergotamintartrat, Barbiturat und Meprobamat) geschluckt.

Bei Aufnahme steht neben der Atemdämpfung und einer Hypothermie von knapp 33 °C eine schwarz-blaue Verfärbung aller Acren im Vordergrund. Aus der Überlegung, daß diese Ergotaminwirkung anders nicht rasch genug zum Abklingen zu bringen sei, nach Intubation und Einleitung der Respiratorbehandlung sofortige Peritonealdialyse durch ca. 36 Std. Prompte Besserung der peripheren Zirkulation und Eintritt guter Diurese. Respiratorbehandlung durch 48 Std. In der Folgezeit muß das Kind wegen membranöser Beläge im Bereich der Trachea mehrfach (insgesamt 12mal) für kurze Zeit wieder reintubiert werden. 11 Tage nach Aufnahme akute Obstruktion mit Herzstillstand, welcher nach sofortiger Reanimation vorübergehende Respiratorbehandlung erforderlich macht.

Unter forcierter Raum-Luftbefeuchtung, Lungenspülung und physikalischer Therapie allmähliche Besserung. 5 Wochen nach Aufnahme Rücktransferierung.

Abb. 1 zeigt das Kind am Tage der Entlassung.

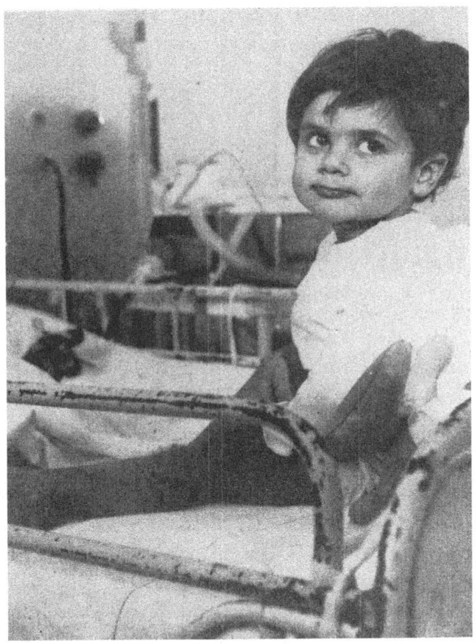

Abb. 1

Diese zweifellos eindrucksvolle Krankengeschichte belegt wohl nachhaltig die Forderung, jede *schwere* Vergiftung möglichst umgehend einer IBSt. zuzuführen, da dort am ehesten die Gewähr gegeben erscheint, eine solche Vielfalt von Komplikationen beherrschen zu können. Mindestens ebenso wichtig erscheint uns aber die Forderung BRÜCKE's an Vergiftungszentren und IB-Stationen jene Richtlinien zu erarbeiten, welche es jedem Arzt ermöglichen, eine zweckmäßige Frühbehandlung schwerster Fälle sofort einzuleiten und die Betreuung leichterer Vergiftungen selbständig durchzuführen.

Die Behandlung von Vergiftungen mittels Ultrafiltrations-Peritonealdialyse

Von **E. Quellhorst** und **F. Scheler**

Aus der Medizinischen Klinik und Poliklinik der Universität Göttingen
Abteilung für Nephrologie

Im Jahre 1949 wies OHLSSON [10] erstmalig auf die Möglichkeit einer beschleunigten Barbiturat-Elimination durch forcierte Diurese hin. Zur Einleitung und Unterhaltung der angestrebten Diurese von 500–800 ml/h wurde die Anwendung von Harnstoff [9] oder Mannit [3] empfohlen. LASSEN [7] sowie KNOCHEL und Mitarb. [6] konnten zeigen, daß eine weitere Steigerung der Giftelimination durch eine Alkalisierung des Urins mit Bicarbonat oder Trispuffer-Lösungen möglich ist. Im alkalischen Tubulusharn liegen schwache Säuren, wie z. B. Derivate der Barbitursäure, größtenteils in ionisierter Form vor und werden entsprechend dem Prinzip der „non-ionic diffusion" [4] an der Rückdiffusion durch die Tubulusmembran gehindert. Eine solche alkalisierende Therapie ist jedoch nur dann sinnvoll, wenn das pK′ des zu eliminierenden Barbiturats im physiologischen Bereich liegt; das pK′ von Pentobarbital bzw. Secobarbital beträgt 7,9 bzw. 8,1. Bei Vergiftungen mit diesen Substanzen ist daher eine vermehrte Elimination bei alkalisierender Therapie nicht zu erwarten [2].

Im Verlaufe einer forcierten Diurese kann es zu erheblichen Elektrolytverlusten kommen, kurzfristige Kontrollen der Urinelektrolyte sind daher zu empfehlen. Bei Patienten mit labilem Kreislauf oder einem Nierenversagen, das nach MYSCHETZKY [8] bei Barbiturat-Intoxikationen in 4,5 % der Fälle zu erwarten ist, muß eine Überwässerung befürchtet werden.

Zur Verhütung dieser möglichen Komplikationen wäre eine Kombination von osmotischer Diurese und dialytischen Behandlungsverfahren zu empfehlen, wobei durch Peritoneal- oder extracorporale Hämodialyse die Elektrolytverluste ausgeglichen und einer drohenden Überwässerung durch Ultrafiltration vorgebeugt werden könnte.

Wesentliche Vorteile der Peritonealdialyse gegenüber der extracorporalen Hämodialyse bestehen in der leichteren Handhabung und ihrer Anwendbarkeit auch im Kreislaufversagen. Andererseits beträgt der Effekt der Peritonealdialyse im Hinblick auf die Elimination toxischer Substanzen nur etwa ein Viertel der extracorporalen Hämodialyse. Auch durch Zusatz von Trispuffer oder Albumin zur Spülflüssigkeit konnte die Effektivität der extracorporalen Hämodialyse nicht erreicht werden [1, 12, 13]. Zumindest stand die damit verbundene erhebliche Zunahme der Kosten in keinem vertretbaren Verhältnis zur Effektivitätssteigerung.

Ausgehend von den Arbeiten HENDERSONS [5] konnten wir nun in eigenen Untersuchungen [11] nachweisen, daß bei der Peritonealdialyse mit stark hyperosmolaren Lösungen (679 mosm/l) neben einem vermehrten Flüssigkeitsentzug eine deutliche Steigerung der Dialysancen von Harnstoff und Kreatin erreicht werden kann (s. Abb. 1). Ebenso wurde die Permeabilität des Peritoneums für Glucose-Moleküle im Verlauf einer solchen Ultrafiltrations-Peritonealdialyse erhöht.

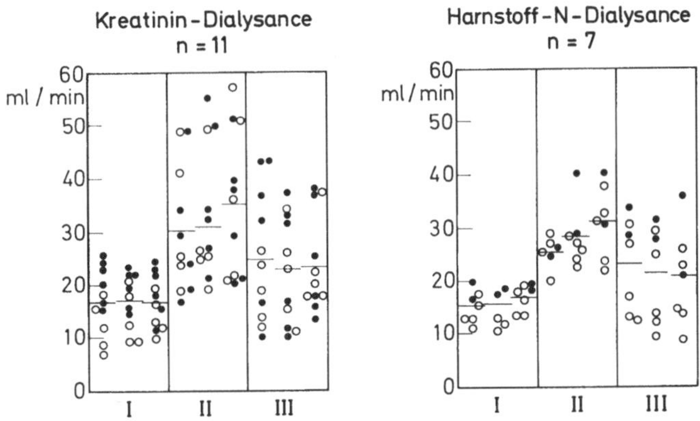

Abb. 1. Steigerung der Dialysance von Harnstoff und Kreatinin bei Anwendung hyperosmolarer Spülflüssigkeit. Während der Dialyse-Periode I und III wurde 1,5 %ige Glucose (●)- bzw. Mannitlösung (○), während der Dialyse-Periode II 7 %ige Glucose- bzw. Mannitlösung benutzt

Eine Erklärungsmöglichkeit für die gesteigerte Diffusion dieser Substanzen bei Verwendung stark hyperosmolarer Spüllösungen bot der sog. „Solvent drag" [15], d. h. die Schlepperwirkung des durch eine Membran diffundierenden Lösungsmittels auf die ihm gelösten Teilchen. Das Molekulargewicht von Barbital ist nur wenig größer als das der von uns zunächst untersuchten Substanzen. Wir gingen daher der Frage nach, inwieweit auch eine vermehrte Elimination von Barbituraten durch die Ultrafiltrations-Peritonealdialyse zu erreichen ist.

Abbildung 2 zeigt das Ergebnis eines solchen Versuches, wobei durch Steigerung der Osmolarität in der Spüllösung auf 679 mosm/l eine deutliche Zunahme der Barbituratausscheidung erzielt werden konnte. Es handelte sich um eine Phenobarbital-Vergiftung. Die Vorteile einer Ultrafiltrations-Peritonealdialyse gegenüber einer forcierten Diurese sind aus Abbildung 3 zu ersehen: Bei etwa gleichem Flüssigkeitsentzug war der Elektrolytverlust – insbesondere der Kalium-Verlust – bei der Ultrafiltrations-Peritonealdialyse deutlich geringer als bei der forcierten Diurese. Dieser Befund entspricht den Untersuchungsergebnissen von Swales [14], der bei der Ultrafiltrations-Peritonealdialyse ebenfalls keinen gesteigerten Elektrolytverlust nachweisen konnte.

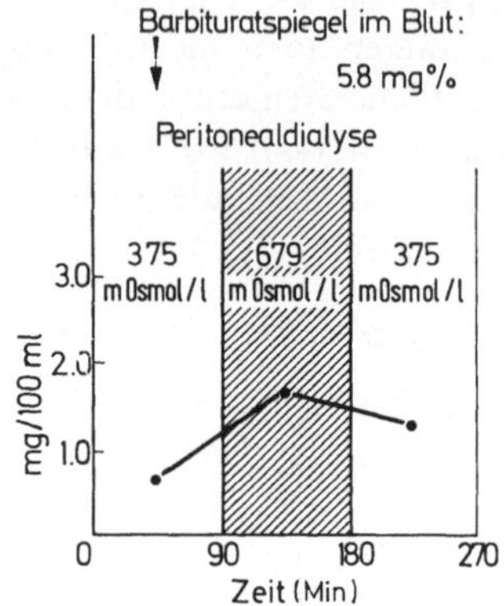

Abb. 2. Steigerung der Barbiturat-Elimination bei einer Phenobarbital-Vergiftung durch Anwendung einer hyperosmolaren Spülflüssigkeit

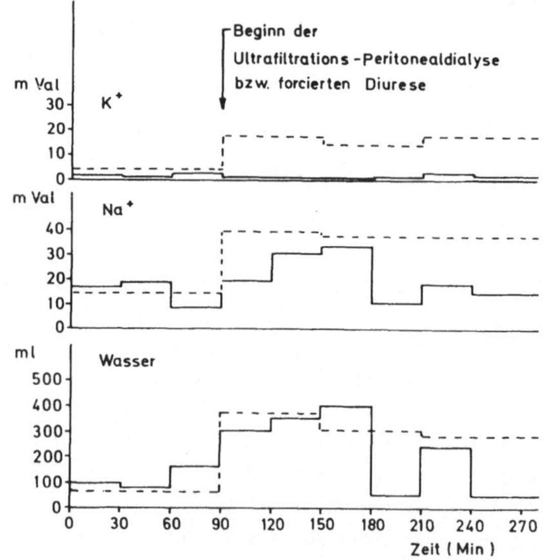

Abb. 3. Elektrolyt- und Flüssigkeitsverlust bei Ultrafiltrations-Peritonealdialyse (——————) im Vergleich zur forcierten Diurese (– – – – –)

Aus Tabelle 1 ist die Effektivität der einzelnen dialytischen Behandlungsmethoden zu ersehen [1, 13]. Die Barbituratelimination nimmt bei Verwendung stark hyperosmolarer Lösungen auf das 4fache einer üblichen Peritonealdialyse zu. Auch gegenüber der Peritonealdialyse mit Albumin- oder Trispuffer-Zusatz ist eine deutliche Steigerung der Wirksamkeit festzustellen, die nur noch von der extracorporalen Hämodialyse übertroffen wird.

Tabelle 1. *Elimination von Barbituraten (Pentobarbita) durch Dialyseverfahren bei einem Plasma-Spiegel von 3–4 mg/100 ml*

	mg/h
Peritonealdialyse	15
Peritonealdialyse mit THAM-Zusatz	20
Peritonealdialyse mit Albuminzusatz	40
Ultrafiltrations-Peritonealdialyse	72
künstliche Niere	75–110

Zusammenfassung

Bei schweren Barbituratvergiftungen sollte die Ultrafiltrations-Peritonealdialyse besonders dann einer forcierten Diurese vorgezogen oder mit ihr kombiniert werden, wenn labile Kreislaufverhältnisse vorliegen, eine Überwässerung droht oder stärkere Elektrolytverluste unerwünscht sind. Die Barbiturat-Elimination nimmt bei Verwendung hyperosmolarer Spüllösungen deutlich zu, ohne allerdings den Wirkungsgrad der extracorporalen Hämodialyse völlig zu erreichen.

Literatur

1. BERMAN, L. B. and P. VOGELSANG: Removal rates for barbiturates using two types of peritoneal dialysis. New Engl. J. Med. **270**, 77 (1964).
2. BLOOMER, H. A.: Limited usefulness of alkaline diuresis and peritoneal dialysis in pentobarbital intoxication. New Engl. J. Med. **272**, 1309 (1965).
3. CIRKSENA, W. J., R. C. BASTIAN, J. P. MALLOY, and K. G. BARRY: Use of mannitol in exogenous and endogenous intoxications. New Engl. J. Med. **270**, 161 (1964).
4. DEETJEN, P.: Tubulärer Transport schwacher organischer Säuren und Basen. In: Normale und pathologische Funktionen des Nierentubulus. ULLRICH u. HIERHOLZER. Bern u. Stuttgart: Verlag Hans Huber 1965.
5. HENDERSON, L. W.: Peritoneal ultrafiltration dialysis: enhanced urea transfer using hypertonic peritoneal dialysis fluid. J. clin. Invest. **45**, 950 (1966).
6. KNOCHEL, J. P., L. E. CLAYTON, W. L. SMITH, and K. G. BARRY: Intraperitoneal THAM-effective method to enhance phenobarbital removal during peritoneal dialysis. Clin. Res. **11**, 246 (1963).
7. LASSEN, N. A.: Treatment of severe acute barbiturate poisoning by forced diuresis and alkalinisation of the urine. Lancet II, 338 (1960).

8. Myschetzky, A.: Suicidal and accidental intoxications. Dan. med. Bull. **5**, 131 (1958).
9. — and N. A. Lassen: Osmotic diuresis and alkalinization of the urine in the treatment of severe acute barbiturate intoxication. Dan. med. Bull. **10**, 104 (1963)
10 Ohlsson, W. T. L.: Washing of the blood in barbiturate poisoning. Nord. Med. **42**, 1471 (1949).
11. Quellhorst, E., G. Mietzsch, H. Henning u. F. Scheler: Verbesserte Wirkung der Peritonealdialyse durch Ultrafiltration. Dtsch. med. Wschr. **92**, 1417 (1967).
12. Rosenbaum, J. L. and R. Mandanas: Treatment of phenobarbital intoxication in dogs with an anion-recirculation peritoneal dialysis technique. Trans Amer. Soc. artif. intern. Org. **13**, 183 (1967).
13. Setter, J. G., R. B. Freeman, G. E. Schreiner, and J. F. Maher: Factors influencing the dialysis of barbiturates. Trans. Amer. Soc. artif. intern. Org. **10**, 346 (1964).
14. Swales, J. D.: Sodium uptake in peritoneal dialysis. Brit. med. J., 1967 III, 345.
15. Ussing, H. H. and R. Andersen: The relation between solvent drag and active transport of ions. Proc. 3rd Internat. Congr. Biochem., Brussels 1955, 434.

Klinische Erfahrungen bei der akuten Alkyl-
phosphat- und Blausäurevergiftung

Von **D. Barckow**, **U. Humpert** und **H. Heidrich**

Aus der I. Medizinischen Universitätsklinik im Städt. Krankenhaus Westend, Berlin
(Direktor: Prof. Dr. Dr. Frhr. v. Kress)

Die Behandlung der schweren Alkylphosphatvergiftung stellt wegen des raschen Wirksamwerdens der aufgenommenen Giftmenge auch an gut eingearbeitete Reanimationszentren besondere Anforderungen.

In einem eindrucksvollen Fall einer derartigen Vergiftung trank der 28 jährige Patient in Suicidabsicht kurz vor der Klinikaufnahme 100 ml des Pflanzenschutzmittels E 605 forte[R]. Das entspricht einer vielfach tödlichen Dosis des Alkylphosphats Parathion, die in der Literatur im allgemeinen mit 4–15 mg/kg Körpergewicht angegeben wird [4].

Bei der Einlieferung bot der Patient die für die endogene Acetylcholinanreicherung charakteristische Symptomatik. Er war tief bewußtlos, die Spontanatmung war erheblich eingeschränkt, der Kreislauf am Rande der Dekompensation. Neben anhaltendem Muskelfibrillieren und der Neigung zu generalisierten tonisch-klonischen Krämpfen fiel vor allem die Absonderung großer Mengen eines zähflüssigen Speichels auf.

Nach Sicherung der Vitalfunktionen bekräftigten die inzwischen stecknadelspitzengen Pupillen, ein tief blau verfärbter Mageninhalt und die Angaben der einliefernden Feuerwehr, der Patient sei in einer Drogerie beschäftigt, die bei dem Aufnahmebefund naheliegende Verdachtsdiagnose einer schweren Alkylphosphatvergiftung. Daraufhin wurde rasch in ausreichender Menge Atropin dosiert. Wenigstens mittelweite Pupillen galten dabei als wahrnehmbares Zeichen der gewünschten Atropinwirkung. Insgesamt wurden in den ersten 44 Std 92 mg Atropin benötigt. Daneben erhielt der Patient im gleichen Zeitraum 3 × 250 mg des Cholinesterasereaktivators Toxogonin. Der Einsatz aller übrigen Möglichkeiten einer modernen Intensivbehandlung versteht sich von selbst.

Die erste Abbildung zeigt, daß es durch die Behandlung gelang, die im peripheren Blut unter den kritischen Wert von 20 % der Norm abgesunkene Cholinesteraseaktivität schnell anzuheben. Es muß aber darauf hingewiesen werden, daß besonders die zentralnervösen und die der Nikotinvergiftung ähnelnden Vergiftungserscheinungen bestehen blieben. Sie bildeten sich erst im Verlauf von 48 Std zurück, erst zu diesem Zeitpunkt war der Patient wieder voll ansprechbar. Die trotz hoher Atropindosierung über lange Zeit bestehende Krampfneigung war durch Diazepam gut beeinflußbar. 17 Tage nach der Klinikaufnahme konnte der Patient nach Überwindung einiger unspezifischer Komplikationen im Krankheitsverlauf aus stationärer Behandlung entlassen werden. Nachweisbare Organschäden bestanden nicht.

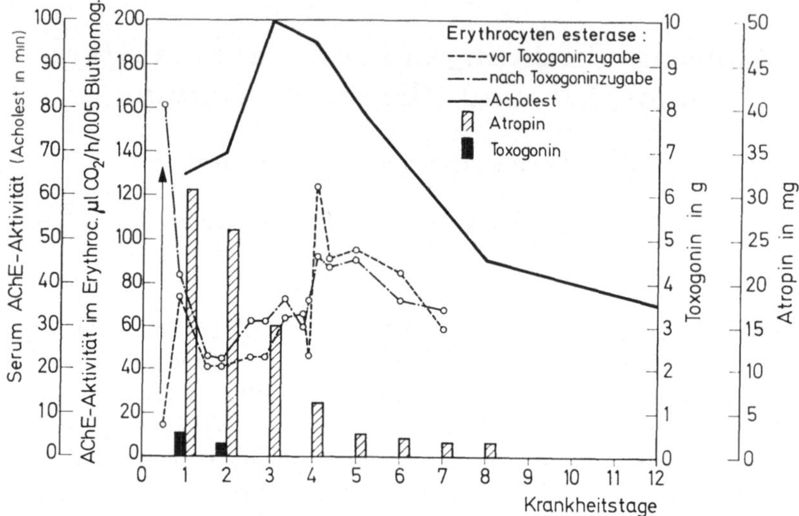

Abb. 1. AChE-Aktivität (Erythrocyten + Serum) nach schwerer Parathion (E 605)-Vergiftung im Vergleich zur durchgeführten Therapie. (Erdmann, Barckow u. Neuhaus.)

Zusammengefaßt handelte es sich um eine außerordentlich schwere Alkylphosphatvergiftung, bei der die genaue zur Wirkung gekommene Giftdosis nicht zu bestimmen war, die lange und hohe Paranitrophenolausscheidung im Urin aber für eine vielfach tödliche Dosis spricht [2]. Das heute allgemein gültige Therapieschema mit

1. Sicherung der Vitalfunktionen,
2. sofortiger ausreichender Atropindosierung,
3. schneller und gründlicher Entfernung noch nicht resorbierter Giftmengen (im geschilderten Fall konnten 2 g Parathion in der ersten Magenspülflüssigkeit nachgewiesen werden) und
4. Applikation eines Cholinesterasereaktivators in der empfohlenen Dosierung

bestätigte sich.

Mit Hilfe der modernen Reanimationsverfahren gelingt es heute, die für die Diagnosestellung bei weniger charakteristischem Aufnahmebefund oder fehlender Vorgeschichte notwendige Zeit zu gewinnen. Ist doch das Leben des Patienten unmittelbar durch die periphere und zentrale Atemlähmung bedroht.

Im Falle einer gewollten und ungewollten Blausäurevergiftung mit einer tödlichen Giftmenge besteht diese Möglichkeit im allgemeinen nicht. Die Giftwirkung bei inhalatorischer oder peroraler Aufnahme dieser mit 50 mg nur sehr kleinen Menge tritt so schnell ein, daß in den meisten Fällen ärztliche Hilfe zu spät kommt. Dazu läßt hier die intracelluläre Blockade der Atmungsfermentkette alle unspezifischen Reanimationsmaßnahmen meist wirkungslos bleiben. Eine wirkliche Therapiemöglichkeit räumt uns nur eine verzögerte Resorption des Cyanids ein. Sie begegnet uns bei der Vergiftung mit schwerlöslichen Blausäureverbindungen wie nach Genuß von bitteren Mandeln, die nicht selten zu Suicidversuchen Verwendung finden. Gerade das in Mandeln, aber auch vielen Steinobstkernen enthaltene Glycosid Amygdalin setzt nur langsam durch hydrolytische Spaltung die toxische Blausäure frei, wie die 2. Abbildung zeigt. Abb. 2. Eine für den Erwachsenen tödliche Blausäuremenge ist im allgemeinen in 60 bitteren

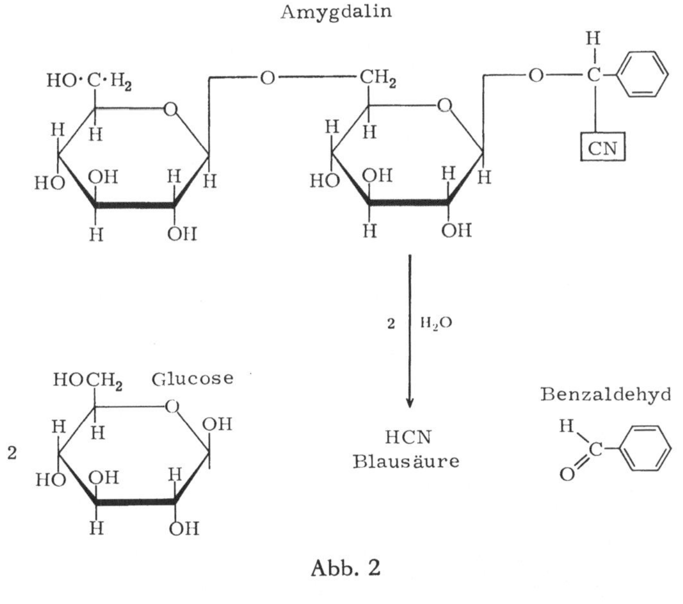

Abb. 2

Mandeln enthalten. Allein hier kann es gelingen, die resorbierte Giftmenge rechtzeitig, d. h. vor ihrer Fixierung in der Zelle unschädlich zu machen. Uns stehen dazu zahlreiche kobalthaltige Verbindungen zur Verfügung, die aber mit einer gewissen Eigentoxizität belastet sind [8]. Weiter vermag im strömenden Blut durch Inhalation von Amylnitrit oder Injektion von

Natriumnitrit leicht induzierbares Methämoglobin, Cyanidionen stabil zu binden [1, 5, 6]. Schon 10% eines normalen Hämoglobingehaltes, ohne Schaden für den Patienten in Methämoglobin, überführt, könnten rein stöchiometrisch errechnet eine tödliche Blausäuremenge binden. Eine gewisse Gefahr dieser Behandlung liegt darin, daß unter dem bedrohlichen klinischen Eindruck eine überschießende Methämoglobinbildung eingeleitet wird, wie es aus der 3. Abbildung ersichtlich wird. Abb. 3.

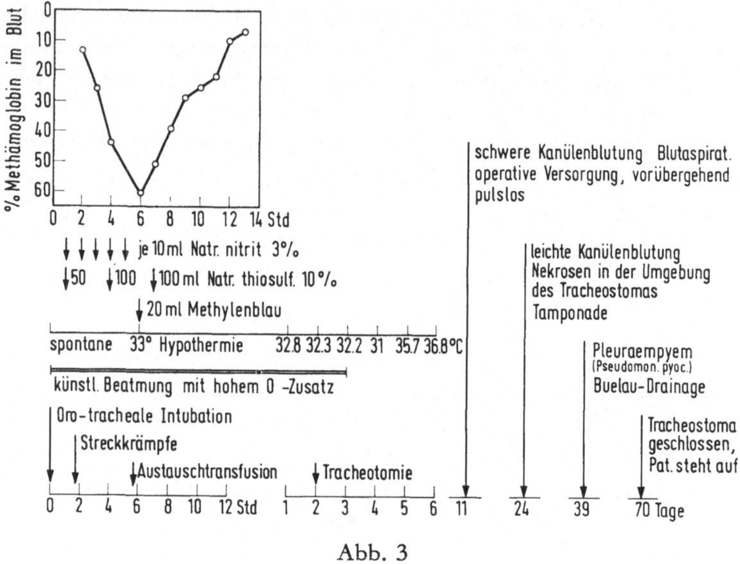

Abb. 3

In diesem Falle hatte die 60 jährige Patientin einen Suicidversuch mit 60 zerstampften bitteren Mandeln und einigen barbiturathaltigen Schlaftabletten unternommen. Sie kam moribund zur Aufnahme. Neben sofortiger künstlicher O_2-Beatmung wurden in den ersten Stunden 5×300 mg Natriumnitrit injiziert. Der Methämoglobingehalt stieg darunter auf für die Patientin bedrohliche 60% an. Die Injektion von 20 ml einer 1%igen Methylenblaulösung, fortgesetzte O_2-Überdruckbeatmung zur Erhöhung des physikalisch im Blut gelösten O_2 und ein Blutaustausch konnten diesen gefährlichen Zustand beseitigen. Auch diese Patientin konnte nach Überwindung schwerster Komplikationen 70 Tage nach der Aufnahme aus der Klinik entlassen werden.

Das derzeit wirksamste Antidot Hydroxocobalamin ist bisher nur im Tierversuch erfolgreich angewendet worden. Seiner Verwendung beim Menschen steht die bisher übliche Handelsform im Wege. Die erforderliche Dosis wäre erst in 20000 1 ml Ampullen enthalten, für die außerdem ein sehr hoher Preis bezahlt werden müßte.

Die Bemühungen des Berliner Reanimationszentrums gehen wegen der genannten therapeutischen Schwierigkeiten dahin, alle Betriebe, die cyanidhaltige Substanzen verarbeiten (allein in Berlin werden im Jahr 100 t verbraucht), aufzusuchen und an Ort und Stelle die bestmöglichen Vorkehrungen für den Fall einer Cyanidintoxikation zu treffen.

Literatur

1. Chen, K. K., and C. L. Rose: J.A.M.A. **162**, 1154—1155 (1956).
2. v. Eickens, S.: Angew. Chem. **66**, 551 (1954).
3. Erdmann, W. D.: Katastrophenmedizin 9–11 (1965).
4. Erdmann, W. D. u. L. Lendle: Ergebn. inn. Med. Kinderheilk. **10**, 103–184 (1958).
5. Estler, C. J.: Naunyn-Schmiedeberg's Arch. exp. Path. Pharmak. **251**, 413–432 (1965).
6. Friedberg, K. D., J. Grützmacher u. L. Lendle: Arch. Toxikol. **22**, 176–191 (1966).
7. Grob, D.: Handb. Exp. Pharmakol. Supp. 15. Berlin-Göttingen-Heidelberg: Springer 1963.
8. Weber, D., K. D. Friedberg u. L. Lendle: Naunyn-Schmiedeberg's Arch. exp. Path. Pharmak. **244**, 1–16 (1962).

Zur Therapie von Kohlenmonoxyd-Vergiftungen

Von **E. Racenberg** und **P. Maivald**

Aus dem Institut für klinische und experimentelle Chirurgie, Prag
(Direktor: Prof. Dr. med. B. Spacek)

Die Reanimationsabteilung des Instituts für klinische und experimentelle
Chirurgie in Prag, welche am 1. Februar 1965 eröffnet wurde, besitzt unter
anderem auch die Funktion einer Entgiftungszentrale. Im Hinblick auf die
relativ geringe Zahl von nur 12 Betten und im Hinblick auf die Erfüllung
anderer Aufgaben, beispielsweise lang dauernde Beatmung bei Neuro-
infektionen, können nur schwerste Vergiftungen mit lebensbedrohlichen
Erscheinungen aufgenommen werden.

Während ihrer 3jährigen Tätigkeit hat die Reanimationsabteilung im
ganzen 864 Kranke mit schweren Vergiftungen aufgenommen und behandelt (Abb. 1). Von diesen 864 exogenen Intoxikationen waren 243 durch
CO, 220 durch Schlafmittel, 152 durch Analgetica, 126 durch Ataraktica
und 123 durch verschiedene andere Gifte verursacht worden.

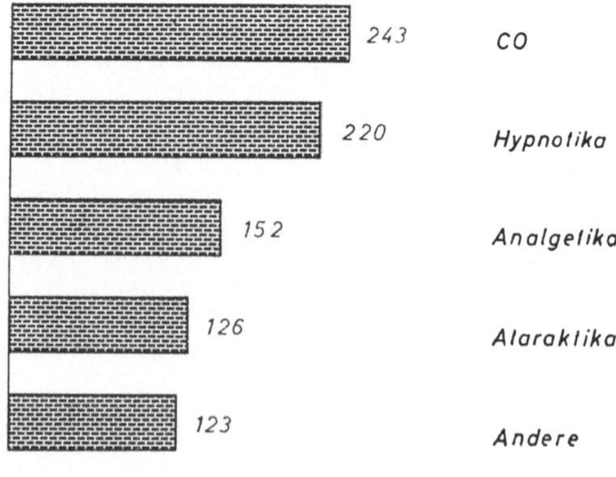

Abb. 1

In diesem Zusammenhang wollen wir uns nur mit den CO-Vergiftungen
befassen, die wir vom Standpunkt der Prognose sowie der Ergebnisse als
schwerwiegend betrachten. Dabei muß man sich vergegenwärtigen, daß

die Mortalität bei diesen Vergiftungen viel höher liegt, als es klinische Statistiken zu erkennen geben. So werden beispielsweise in Prag etwa 30 % der Leuchtgasvergifteten vom Rettungsdienst in ihren Wohnungen bereits tot aufgefunden und in den Krankenhäusern natürlich nicht statistisch erfaßt.

Die Mortalität unserer Kranken ist in Abbildung 2 wiedergegeben. Sie betrug im Jahre 1965 4 %, 1966 3 % und 1967 10 %. Die folgende Abbildung (Abb. 3) versucht zu erklären, warum es im Jahre 1967 zu einem steilen Anstieg der Sterblichkeitsquote gekommen ist. Wir hatten nämlich in den letzten beiden Jahren aus Platzmangel nur die allerschwersten Formen von CO-Vergiftungen aufnehmen können. Die Zusammenstellung zeigt, daß 49 Kranke, d. h. 63 % schwerste Bewußtseinsstörungen aufwiesen und demzufolge nach der Einteilung von Strahl Intoxikationen III. und IV. Grades darstellen. Darunter versteht man ein tiefes Koma ohne Schmerzempfindung.

Mortalität bei CO-Vergiftungen

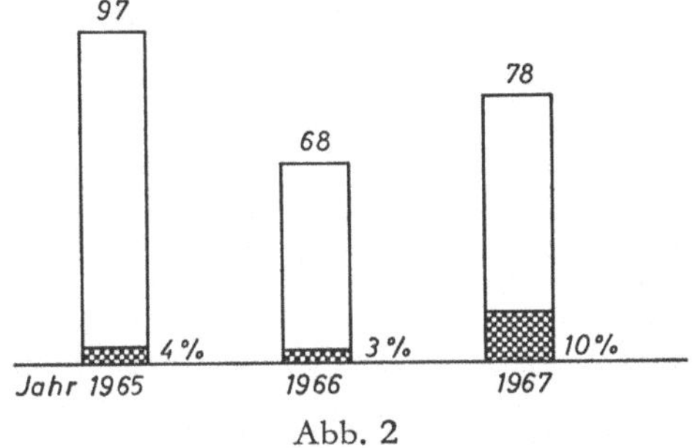

Abb. 2

Leuchtgas-Vergiftungen im Jahre 1967
Grad der Bewußtlosigkeit

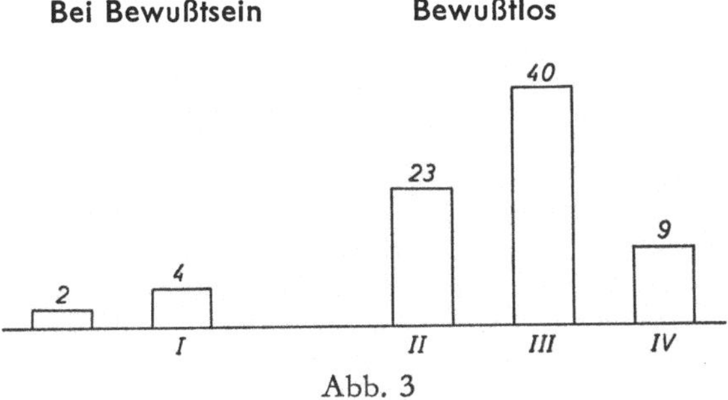

Abb. 3

3*

Wird dieses Koma von schweren neurologischen Veränderungen begleitet, sprechen wir von Intoxikationen III. Grades, kommen deutliche Beeinträchtigungen der Atmung und des Kreislaufes hinzu, werden diese Fälle dem Schweregrad IV zugeordnet.

Das klinische Bild der Kohlenmonoxyd-Vergiftung dürfte hinreichend bekannt sein, so daß die Diagnose gewöhnlich keine Schwierigkeiten bereitet. Für differential-diagnostische Zwecke hat sich bei uns der Gebrauch von CO-Detektionsröhrchen zur Analyse der ausgeatmeten Luft sehr bewährt. Nach Dostals Umrechnungstabelle können wir dann aufgrund des CO-Prozentsatzes in der ausgeatmeten Luft die verhältnismäßigen COHb-Werte im Blut bestimmen.

Welche therapeutischen Möglichkeiten sind uns bei CO-Vergiftungen gegenwärtig gegeben? Wenn wir die überholten, heute nicht mehr zur Anwendung gelangenden Methoden außer acht lassen, verbleiben uns hauptsächlich noch folgende Maßnahmen:

1. Freihaltung der Atemwege,
2. Sauerstofftherapie,
3. Hyperventilation mit reinem Sauerstoff mit einem Respirator,
4. Antiödem-Therapie,
5. Hyperbare Oxygenierung.

Eine Kombination von Sauerstoff mit 5 oder 7 %igem CO_2 erachten wir für überflüssig, obwohl uns Arbeiten bekannt sind (Sharp u. a.), die derartige Gasmischungen befürworten. Im Einklang mit anderen Autoren (Strahl, Niederland u. a.) konnten wir jedenfalls durch Zusatz von CO_2 zum Sauerstoff keine Vorteile feststellen. Die überwiegende Mehrzahl der CO-Vergifteten hyperventiliert sowieso nach Freimachen der Luftwege ganz erheblich, wobei Atemvolumina von 18–30 l in der Minute gemessen werden können. Wir halten daher eine zusätzliche Vergrößerung der Minuten-Ventilation für überflüssig. Außerdem dürfte es mehr als problematisch und fraglich sein, ob durch CO_2-Zugabe das Kohlenmonoxyd aus seiner relativ engen Koppelung zum Hämoglobin verdrängt werden kann.

In der täglichen Praxis verwenden wir je nach dem Zustand des Kranken entweder eine Maske oder die endotrachelae Intubation und verabreichen 100 % Sauerstoff mittels Beutel und über ein Ventil ohne Rückatmung. Auch bei Patienten mit relativ hohem COHb-Blutspiegel kommt es im Gefolge dieser O_2-Therapie schon nach einigen Stunden zur Rückkehr des Bewußtseins. Bei Kranken, bei denen neurologische Symptome vorherrschen und auf ein hypoxisches Gehirnödem hindeuten (wie z. B. tonische Krämpfe, Pyramidenzeichen, Bulbusbewegungen) hat sich uns die Osmotherapie sehr bewährt. Wir beginnen mit einer relativ kleinen Menge, beispielsweise 100 ml 20 %igen Mannitols, und wiederholen dann diese Mannitolzufuhr je nach Reaktion des einzelnen Patienten.

Bei der schwersten Intoxikationsgruppe, bei der das klinische Bild von Ventilationsstörungen beherrscht wird, konnte Strahl durch Hyperventilation mit reinem Sauerstoff mittels Respirator therapeutische Erfolge erzielen. Wir selbst haben mit dieser Methode nur wenig Erfahrung, da bei uns in den letzten Jahren alle Kranken dieses Schweregrades IV einer hyperbaren Oxygenierung zugeführt wurden.

Diese hyperbare Oxygenierung ist keineswegs eine neue therapeutische Methode. Sie hat eine komplizierte Entwicklung durchgemacht, und die anfängliche Begeisterung wurde sehr bald von Resignation und Skepsis abgelöst.

Ein Befürworter der hyperbaren O_2-Therapie bei CO-Vergiftungen ist vor allem SMITH. DOUGLAS hat in seinen Experimenten nachweisen können, daß durch die Hyperbaroxie die Eliminierung von CO beschleunigt werden kann.

In Zusammenarbeit mit dem Institut für Luftfahrtmedizin der ČSSR in Prag behandelten wir im Jahre 1967 18 Kranke mit hyperbarer Oxygenierung.

Dieser Therapie wurden nur jene Kranken unterzogen, bei denen die bereits erwähnten therapeutischen Maßnahmen fehlschlugen. Wir sind deshalb vorläufig noch nicht in der Lage, die Indikationen exakt umreißen und abgrenzen zu können.

Unter den 18 Kranken, die mittels hyperbarer Oxygenierung bei uns im Jahre 1967 behandelt worden sind, befanden sich 14 akute Vergiftungen und 4 Kranke mit erfolgreicher Reanimation eines peroperativen Herz-Kreislaufstillstandes (Tabelle 1).

Tabelle 1. *Hyperbaroxie im Jahre 1967 im ganzen 18 Kranke*

Akute Intoxikationen	14
Zustand nach Herzstillstand	4

Von den 18 Kranken wurden 14 bloß einmal in der O_2-Überdruck-kammer behandelt, 3 zweimal und nur 1 Patient insgesamt dreimal. Der Überdruck betrug immer 3 Atü für die Dauer von 2 Std und zwar einmal pro Tag.

Die Kranken atmeten grundsätzlich reinen Sauerstoff, entweder über eine dicht angelegte Maske oder über ein Endotracheal-Katheter beziehungsweise über eine Tracheotomie-Kanüle unter Verwendung eines üblichen Atembeutels sowie Einweg-Ventils. Da alle Kranken bewußtlos waren, führten wir in allen Fällen eine beiderseitige Paracentese durch.

Falls künstliche Beatmung erforderlich war, kamen entweder BIRD-oder RPR Pesti-Respiratoren zur Anwendung.

Bei Kohlenmonoxyd-Vergiftungen haben wir zur O_2-Überdrucktherapie ausschließlich Patienten mit schwerem neurologischem Befund oder respiratorischen sowie zirkulatorischen Störungen ausgewählt. Eine Kranke erlitt nach CO-Vergiftung einen Herzstillstand, der durch externe Herzmassage unter gleichzeitiger künstlicher Beatmung behoben werden konnte. Nach Wiederherstellung der spontanen Herztätigkeit erwies sich eine Unterstützung des Kreislaufs durch Aramin unbedingt erforderlich. Bei 6 Patienten mit CO-Vergiftung sahen wir deutliche Hypotension und Tachykardie, oftmals mit Arythmien verschiedener Art verbunden.

Im vorigen Jahre behandelten wir mit Hyperbaroxie 11 von insgesamt 78 CO-Vergiftungen, d. h. 14,1 %. Die Resultate wurden nach dem klinischen Zustand, hauptsächlich aufgrund der Tiefe der Bewußtlosigkeit, anhand der Kontrolle des neurologischen Befundes und in einigen Fällen auch mit Hilfe vergleichender EEG-Untersuchungen ermittelt (Tabelle 2).

Tabelle 2. *Akute Vergiftungen mit HO im Jahre 1967*

CO	11
Anilin	1
Cyanid + kurzwirkende Barbiturate	1
Chlorprotixen (Dekortikation)	1

Von den 11 sehr schweren CO-Vergiftungen befanden sich 4 im Zustand einer faktischen Dezerebrierung aufgrund einer mehr als 19 Std andauernden CO-Exposition. Bei diesen konnten wir durch die Hyperbaroxie keine Besserung erzielen, und alle diese Vergifteten verstarben innerhalb von 1–6 Monaten. Die besten Ergebnisse ließen sich bei jenen 7 Kranken erzielen, bei denen im klinischen Bild Kreislaufstörungen dominierten. Diese Zirkulationsstörungen konnten schnellstens behoben werden. Der Blutdruck stabilisierte sich, Extrasystolen verschwanden und unter der genannten Therapie ging auch die Pulsfrequenz auf normale Werte zurück.

Im Gegensatz dazu konnte bei jenen Kranken, die von anderen Abteilungen nach beseitigtem peroperativem Herzstillstand zu uns verlegt wurden, keine Besserung erzielt werden. Der Zustand dieser Kranken verschlechterte sich schon während der Einschleusung in die Überdruckkammer und wies auch während der Hyperbaroxie keine wesentliche Besserung auf.

Wir dürfen annehmen, daß es eine so absolute Indikation zur O_2-Überdrucktherapie, wie sie in der Chirurgie die Gasphlegmone darstellt, auf dem Gebiete der Reanimation nicht gibt.

Durch die Hyperbaroxie kann aber doch eine raschere Verdrängung des CO aus seiner Bindung an das Myoglobin erfolgen. Damit kann möglicherweise auch die positive Wirkung der Sauerstoff-Überdruckbehandlung auf den Herzmuskel erklärt werden. Ohne Zweifel vermag der physikalisch gelöste Sauerstoff wenigstens zeitweilig die Funktion des an das CO gebundenen Hämoglbins zu ersetzen.

Zusammenfassung

Gute Erfolge mit der O_2-Überdrucktherapie erzielten wir bei sehr schweren CO-Vergiftungen, bei denen Kreislaufstörungen im Vordergrunde des klinischen Bildes standen. In diesen Fällen trug die Hyperbaroxie zur Kreislaufstabilisierung und auch zu schnellerer Rückkehr des Bewußtseins bei. Obgleich unsere Erfahrungen noch relativ begrenzt sind, möchten wir annehmen, daß die Hyperbaroxie für schwere CO-Vergiftungen mit starker Kreislaufbeeinträchtigung die Therapie der Wahl darstellt. Bei organischen

Schäden des Gehirns durch langdauernde CO-Exposition sind auch von der Hyperbaroxie keine positiven Ergebnisse zu erwarten. Bei Kranken mit CO-Vergiftung ohne Kreislaufstörungen erachten wir die Hyperbaroxie für gegenstandslos und nichtindiziert, natürlich auch unter Berücksichtigung der sich aus dieser Therapie für das Betreuungspersonal möglicherweise ergebenden Gefahren.

Klinische Erfahrungen
in der Mainzer Entgiftungszentrale

Von **P. Baum**

Aus der II. Medizinischen Universitätsklinik und Poliklinik Mainz
(Direktor: Prof. Dr. P. Schölmerich)

Seit Januar 1966 besteht an der II. Medizinischen Universitätsklinik Mainz ein Intensivtherapiezentrum. Es ist sowohl auf die Behandlung akuter internistischer Notfallssituationen wie suicidaler und akcidenteller Intoxikationen ausgerichtet und verfügt in diesem Rahmen zugleich über eine ständig ärztlich besetzte telefonische Giftinformationsstelle.

Die 10-Bettenstation ist mit sämtlichen erforderlichen Diagnostik- und Therapie-Einheiten ausgerüstet, wie elektronische Dauerüberwachung, Respiratoren, Defibrillator-Schrittmacher-Kombinationen, künstliche Nieren, EKG mit Phono- und Pulsschreibung, 8-Kanal EEG, fahrbare Röntgeneinheit, Blutgasanalysatoren, Flammenphotometer, Osmometer und Gasspürgerät.

Als bauliches Konzept wurde das Prinzip der sogenannten geschlossenen Intensivtherapieeinheit dem offenen System vorgezogen, wie das Raumschema auf der Abb. 1 erkennen läßt.

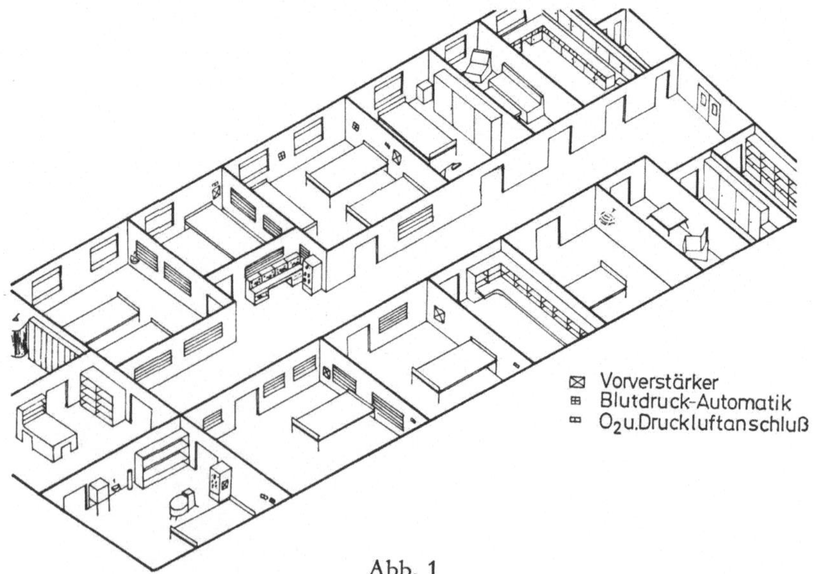

Abb. 1

Diese Einrichtungen kommen zu etwa gleichen Teilen, wie Tabelle 1 demonstriert, sowohl bei rein internistischen Notfällen wie bei Vergiftungen zur Anwendung, denn von inzwischen über 1000 behandelten Patienten wiesen ca. 56 % exogene Intoxikationen auf. Von dieser Krankheitsgruppe wurden überwiegend nur Kranke mit bereits manifestem oder aufgrund der Symptomatik bzw. der Noxe zu erwartendem Ausfall wesentlicher Vitalfunktionen aufgenommen. Der Anteil suicidaler Vergiftungen am Gesamtkrankengut exogener Intoxikationen betrug dabei ca. 86 %. Sowohl für die provozierten wie für die akzidentellen Intoxikationen ergab sich eine von Anfang an konstant gebliebene Mortalitätsrate von 3,1 bzw. 2,4 %. Die

Tabelle 1

	Total n	Entl. n	Verl. n	† n	%	Tage
Exogene Intoxikationen						
Suicidal	481	327	139	15	(3,2)	3,2
Akzidentell/Gewerblich	84	76	6	2	(2,4)	1,8
	565	403	145	17	(3,0)	3,0
Herz-Kreislauf-Erkrankungen						
Herzinfarkt, Herzinsuffizienz	106	3	54	49	(46,4)	4,9
Rhythmusstörung (außer Infarkt)	42	7	32	2	(4,8)	5,3
Cor pulmonale	7	0	3	4	(57,2)	21,0
Prim. Kreislaufversagen	18	5	9	4	(22,2)	5,4
	173	15	98	59	(34,2)	5,8
Stoffwechselstörungen						
Endokrine Erkrankungen, akute Leber- und Pankreasnekrose etc.	29	1	15	13	(44,4)	10,0
Renale Erkrankungen						
Akutes Nierenversagen, chronische Urämie etc.	67	14	32	21	(31,3)	10,0
Respiratorische Störungen						
Pneumonie, Lungenembolie, Status asthmaticus etc.	39	6	14	19	(50,0)	12,7
Erkrankungen des zentralen u. peripheren Nervensystems	78	8	33	37	(47,5)	8,0
Verschiedene	49	19	18	12	(24,5)	4,7
Januar 1966 – 1968	1000	467	355	178	(17,8)	5,0

durchschnittliche Behandlungszeit für Suicide belief sich in unserem Zentrum auf 3,2, die der akcidentellen Vergiftungen auf 1,8 Tage. Bei den provozierten Intoxikationen überwogen mit ca. 78 % solche durch Sedativa und Hypnotica. Diese Patientengruppe wurde systematisch nach dem Prinzip der forcierten Giftelimination behandelt, d. h. mit 1- bis mehrfacher Magenspülung, Gabe von Aktiv-Kohle und Laxantien und, soweit sinnvoll, beschleunigter renaler Entgiftung mittels provozierter Polyurie. Zentrale Analeptica wurden in keinem Falle angewandt. An zusätzlichen intensivtherapeutischen Maßnahmen mußte besonders häufig die kurzfristige assistierte bzw. kontrollierte Respiratorbehandlung angewandt werden.

Die Durchführung einer osmotischen Diurese mit durchschnittlich 8–12 l/die blieb ganz überwiegend Intoxikationen mit mittel- bis langfristig wirkenden Barbituraten sowie Medikamenten aus der Gruppe der Methylprylone und Benzodiazepine vorbehalten. Eine strenge Abgrenzung schulmäßig verfolgter Entgiftungsformen war jedoch nur in den wenigsten Fällen möglich. Suicidversuche werden in unserem Krankengut vielmehr immer häufiger mit einer ganzen Sammlung chemisch und pharmakologisch unterschiedlichster – bis zu 8 bei einem unserer Patienten – sedativ wirkender Drogen unternommen. Sie erlauben nur noch selten eine gezielte Entgiftung und müssen überwiegend einer dem rasch wechselnden Intoxikationsverlauf eng angepaßten symptomatischen Therapie unterworfen werden. Die häufig bereits in der Mehrzahl vorliegenden Symptome elementarer Lebensgefährdung wie Unterkühlung, Kreislaufkollaps, Zentralisation, Exsiccose, Aspiration, metabolische Acidose, Oligo-Anurie, Atemdepression oder gar erloschene Hirnstromkurven lassen die Erkennung und gezielte Entgiftung der ursächlichen Noxe gegenüber den dringlichsten Maßnahmen der Stabilisierung gestörter Vitalfunktionen sogar zunächst völlig in den Hintergrund treten.

Dialysemethoden im Sinne der extrakorporalen Hämodialyse und der Peritonealdialyse wurden von uns lediglich bei primär oder sekundär exogen toxischen Nierenversagen angewandt, hervorgerufen etwa durch Quecksilbersalze, Glykole, aliphatische Chlorkohlenwasserstoffe, Hämolysine und anderes mehr. Dagegen hielten wir auch bei schwersten Intoxikationen, z. B. 50 g Nembutal, 2 g Valium, 30 g Noludar in je 1 Falle, die Durchführung von Dialysemethoden bisher in keinem Fall für angezeigt, außer, wenn ein echtes Nierenschocksyndrom gleichzeitig bestand. Diese Entgiftungsart möchten wir aus der Sicht unserer bisherigen Behandlungserfolge und mit den Problemen und Vorzügen der Dialyse bei akuter Anurie seit langem vertraut, aus folgenden Gründen bei unseren Intoxikationen für entbehrlich halten: 1. keine unserer letal verlaufenden Intoxikationen hätte mittels Dialyse gerettet werden können. 2. keine der mit den bereits genannten Entgiftungsmethoden behandelten Patienten wiesen passagere oder persistierende Schäden nach Abklingen der Intoxikation auf, die durch

Dialyse hätten verhindert werden können. 3. Dialysemethoden, wie die der Hämodialyse oder der Peritonealdialyse, entsprechen grundsätzlich Eingriffen mit einem relativen Risikofaktor. Dieses Risiko, daß sich selbst unter den Bedingungen und mit den Erfahrungen einer vollfunktionstüchtigen Dialyseabteilung lediglich mindern, aber niemals ganz aufheben läßt, könnte das Ausmaß an ohnehin schon bestehender intoxikationsbedingter Vitalgefährdung letztlich in eine totale Unbeeinflußbarkeit entgleiten lassen. Bei konservativ sicher beherrschbaren Intoxikationen – und vor allem bei ihnen – dürfte die noch relativ häufige Anwendung von Dialysemethoden mit ihrem erwähnten Risiko bestenfalls akademisch interessanter Berechenbarkeit von Toxin-Clearances dienen, jedoch keinerlei zwingende Alternative hinsichtlich ihrer entbehrlichen therapeutischen Effektivität enthalten.

Unsere Erfahrungen decken sich hier mit der zunehmenden Zurückhaltung amerikanischer Entgiftungszentralen, welche noch vor wenigen Jahren mit einer relativ hohen Dialysefrequenz bei Intoxikationen aufwarteten. Auch MATTHEW, Edinburg berichtete mir, daß in seiner Entgiftungsabteilung bei einer jährlichen Frequenz von ca. 700 Intoxikationen im letzten Jahr lediglich 2 Dialysen durchgeführt werden mußten. Eine ähnliche Diskussion erfährt z. Z. der an einigen Zentren vollzogene Wandel im vorbildlichen skandinavischen Entgiftungskonzept zu einer fast passiv anmutenden Einstellung in der Behandlung exogener Intoxikationen. Es konzentriert sich lediglich noch auf die Erhaltung der wesentlichsten Vitalfunktionen unter der vereinfachten Formel: ausreichendes O_2-Angebot durch Bluttransfusion und Beatmung. Die eigentliche Entgiftung wird dabei überwiegend dem vergifteten Organismus selbst, d. h. Leber, Lunge und Nieren überlassen.

Unsere systematisch bei sämtlichen Intoxikationen verfolgten Leberfunktionsproben sowie in der Literatur immer deutlicher herausgestellte Häufung von Inokulationshepatitis nach Bluttransfusionen, schließlich die Risiken von Alveolarfibrose, Pneumonie, Atelektase und Tracheotomie bei längerer Beatmung lassen gewisse Bedenken in dieser uns zu behutsam erscheinenden therapeutischen Einstellung zur Entgiftung aufkommen.

Die Behandlung der exogenen Vergiftungen sollte unserer Meinung nach am von jeher bei endogenen Stoffwechselintoxikationen geübten Prinzip der Beseitigung der ursächlichen Noxe festhalten, wobei die gewählten therapeutischen Konsequenzen selbstverständlich am Verhältnis ihrer Effektivität zu ihrem evtl. zusätzlichen Risiko orientiert bleiben müssen.

Da Entgiftungszentren aufgrund ihrer klinischen und toxikologischen Erfahrungen geradezu prätestiniert für den Aufgabenbereich der telefonischen Giftinformation erscheinen, wurde diese Einrichtung auch unserer Abteilung angegliedert. Weil sich inzwischen bei noch fehlender zentraler Koordination eine ganze Anzahl von aus der individuellen Struktur der einzelnen Zentren abgeleiteten Arbeitssystemen entwickelte, möchte ich kurz noch auf unsere Form und die daraus gewonnenen Erfahrungen eingehen. Die Informationsstelle ist im Entgiftungszentrum untergebracht und ständig rufbereit, weil sie von den jeweils dienthabenden Ärzten mitbetreut wird. Die Gespräche werden zu unserer eigenen Kontrolle und aus formal juristischen Gründen sämtlich auf Tonband gespeichert. Zunächst wurden in Zusammenarbeit mit dem Institut für Medizinische Dokumentation und Statistik unserer Universität unter dem Aspekt einer in Zukunft möglichen systematischen Computer-Programmierung Fragebogen entwickelt, die überwiegend auf die toxikologische Anamnese und Epikrise einer acidentellen Vergiftungen in Haushalt und Industrie ausgerichtet sind. Eine vorläufige Auswertung zeigt, daß etwa 73 % aller Anfragen von Laien erfolgen und sich zu etwa gleichem Prozentsatz auf unbeabsichtigte Vergiftungen beziehen. Etwa 70 % dieser Vergiftungen entfallen auf Kinder zwischen 1 und 4 Jahren. Haushaltsmittel aus Küche, Toilette und Bad als Ursache der acidentellen Intoxikation überwiegen bei weitem, während Medikamente eine vergleichsweise geringe Rolle spielen. Da sich jedoch. Angaben von Laien über Zeitpunkt und Ausmaß der Einnahme sowie inzwischen aufgetretene Symptome im Rahmen des ersten Telefongespräches nur selten für die Beurteilung des Vergiftungsgrades bzw. der evtl. Behandlungsbedürftigkeit exakt verwerten lassen, ergibt sich nicht selten die medizinisch fragwürdige Situation, sowohl das mögliche Ausmaß der Gefährdung abschätzen wie für Laien verständliche und auch durchführbare Sofortmaßnahmen zu empfehlen. Der Hinweis, sofort den nächsten Arzt aufzusuchen, erweist sich in solchen Zweifelsfällen durchaus nicht immer als die einzig gangbare Lösung. Eine Reihe weiterer Probleme, die ich hier jetzt nicht erörtern möchte, erlauben vielleicht folgende Anregungen für eine optimalere Gestaltung der telefonischen Giftinformation auf Bundesebene: 1. Errichtung von nur wenigen zentralen Institutionen für telefonische Giftinformation ohne eine zu feste personelle oder strukturelle Zuordnung zu klinischen Entgiftungszentren. 2. Besetzung dieser Zentralen mit einem Team aus Medizinern, Toxikologen, Pharmakologen, Pharmazeuten, Chemikern und Statistikern. 3. Verpflichtung sämtlicher klinischen Entgiftungszentren zu statistisch einheitlicher Dokumentation jedes Vergiftungsfalles und jeder telefonischen Giftinformation und Übermittlung dieser Daten an die Zentralinstitute.

Eine auf diese Weise erreichbare maximale Konzentration toxikologischen Materials sowie ihre fachkundige Auswertung würde wohl vor allem von vielen allein mit der Praxis der Entgiftung und Intensivtherapie schon voll ausgelasteten Klinikern als Lösung der meisten an die Giftinformation gekoppelten Probleme dankbar akzeptiert werden.

Die Behandlung der Chininvergiftung

Von **H. Frisius** *, **K. Ibe**, **P. Bethke** und **H. Schneider**

Aus der I. Medizinischen Klinik der Freien Universität Berlin
(Direktor: Prof. Dr. Dr. H. Frhr. von Kress)

Es wird über die wichtigsten Befunde des Krankheitsverlaufes bei einer 34jährigen Patientin berichtet, die eine unbekannte Menge eines chininhaltigen Grippemittels in suicidaler Absicht eingenommen hatte.

Im Verlauf der ersten Behandlungswoche kam es zu 7 Herz- und Kreislaufstillständen.

Unter Intensivbehandlung erholte sich die Patientin und konnte nach 4monatigem stationären Aufenthalt entlassen werden.

Ableitung der wesentlichen Behandlungsgrundsätze bei der akuten Chininvergiftung.

---

* Frisius, H. u. K. H. Beyer: Arch. Toxikol. **24**, 201–213 (1969)

Erfahrungen beim Transport Vergifteter mit dem Mainzer Notarztwagen

Von **F. W. Ahnefeld, R. Droh, M. Halmágyi, U. Wiebecke** und **H. Nolte**

Aus dem Institut für Anaesthesiologie der Universität Mainz
(Direktor: Prof. Dr. R. FREY)

Die Organisation und die Ausstattung der in Deutschland arbeitenden Rettungsdienste sind auch heute leider noch vorwiegend auf die Versorgung von Unfallverletzten ausgerichtet. In den zurückliegenden Jahren haben wir uns in der Mainzer Arbeitsgruppe bemüht, unter Verwendung der besonders von FRIEDHOFF, GÖGLER u. a. erarbeiteten Grundlagen und eigener in der täglichen Praxis gewonnenen Erfahrungen Empfehlungen aufzustellen, die eine Basis für die dringend notwendige Reorganisation des Deutschen Rettungswesens darstellen können. Die wichtigsten unser Thema betreffenden Punkte möchten wir hier kurz nennen:

1. Alle Unfallverletzten, aber auch alle lebensbedrohlich akut Erkrankten, bei denen eine Störung vitaler Funktionen eintritt oder auch nur zu befürchten und nicht sicher auszuschließen ist, müssen als Notfallpatienten deklariert werden (HOSSLI). Diese Patienten bedürfen vom Augenblick des Eintritts der Schädigung bis zur Klinikaufnahme lebensrettender Maßnahmen, um die aus der Schädigung entstandene elementare Bedrohung des Lebens abzuwenden. Wir haben in dieser Phase der Versorgung ausschließlich die von H. BAUR unter *thanatogenetischen* Gesichtspunkten aufgestellte Frage zu beantworten: Woran wird der Patient sterben, falls wir ihm nicht helfen?

2. Außer den üblichen Krankenwagen, die bei leichteren Erkrankungen und Unfällen für reine Transportaufgaben auch weiterhin zur Verfügung stehen, müssen daher in ausreichender Anzahl Notfallwagen eingesetzt werden.

Die von uns vorgeschlagenen Mindestforderungen, die sowohl die Abmessungen als auch die Ausrüstung betreffen, wurden vom Normenausschuß angenommen. Der als Rettungswagen im DIN-Blatt 75080 definierte Fahrzeugtyp erlaubt die Erstversorgung aller Notfallpatienten im definierten Sinne sowohl am Orte des Geschehens als auch auf dem Transport.

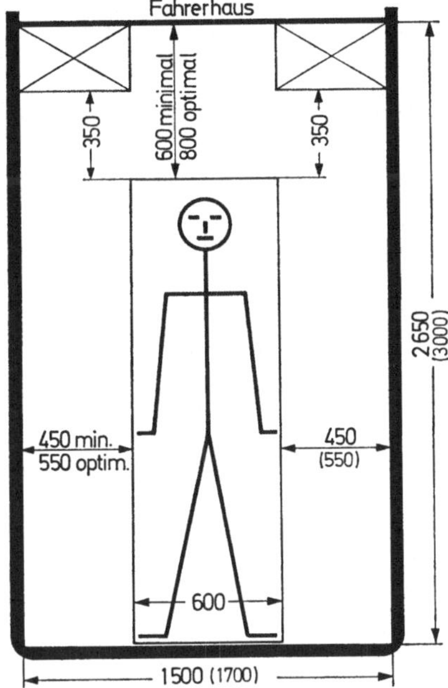

Abb. 1. Abmessungen Notfallwagen

3. Dieser Fahrzeugtyp kann in Abhängigkeit von den örtlichen Gegebenheiten entweder als *Notfallwagen* besetzt mit 2 Transportsanitätern oder zusätzlich mit einem Arzt als *Notfallarztwagen* eingesetzt werden.

4. Als Voraussetzungen für einen wirkungsvollen Einsatz sind schließlich zu nennen: a) die Schaffung eines speziellen Berufsstandes des *Notfallsanitäters* (Transportsanitäters) mit auf die Praxis ausgerichteter Ausbildung in der Beherrschung von lebensbedrohlichen Situationen, b) das Vorhandensein eines *gutfunktionierenden Meldesystems* und c) eine enge Zusammenarbeit *zwischen Rettungsorganisationen* und den im Einzugsbereich liegenden *klinischen Einrichtungen*.

Die Glieder der Versorgungskette müssen bei jedem Notfallpatienten in ihrer Wirkung aufeinander abgestimmt und den jeweiligen Erfordernissen angepaßt sein. Die Klinik steht erst am Ende dieser Kette. Die hier möglichen erweiterten Reanimationsmaßnahmen, die uns während dieses Symposions vorwiegend beschäftigen, bleiben heute nicht selten wirkungslos. Die erste Phase der Versorgung entspricht nicht den Erfordernissen, da in vielen Fällen weder die fachliche Qualifikation der Notfallsanitäter, aber auch der Ärzte, noch die Ausstattung mit Notfallwagen ausreicht.

Die hier nochmals zusammengefaßten Forderungen treffen, wie unsere Erfahrungen zeigen, für die Intoxikationen in ganz besonderem Maße zu. Die Einrichtung von Entgiftungszentralen, die Möglichkeit der Konsultation dieser

Zentralen, die Fortschritte der Therapie, die durch eine enge Zusammenarbeit zahlreicher Fachgebiete erreicht wurden, begünstigen die völlige Wiederherstellung des Vergifteten.

Das in Mainz verwendete Melde- und Einsatzsystem ergibt sich aus der Abbildung 2.

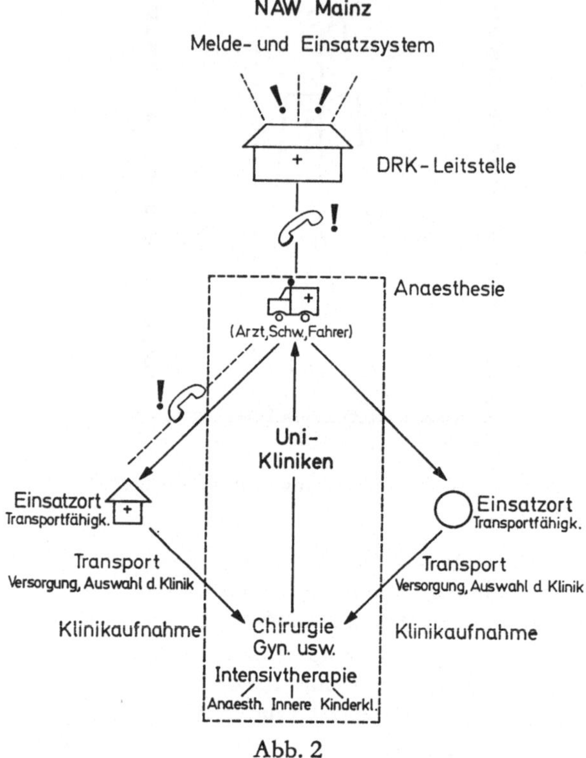

Abb. 2

Als Aktionsradius kommt für den NAW im allgemeinen nur ein Bereich von 15 km in Frage. Gerade bei Vergiftungen kann dieser Radius jedoch wesentlich erweitert werden, falls in der Zeit bis zum Eintreffen des Fahrzeuges die notwendigen lebensrettenden Maßnahmen durchgeführt werden. Der längere Transport bringt keine Nachteile, insbesondere, wenn das Fahrzeug wie in unserem Falle mit einem Arzt besetzt ist (Abb. 3).

Aus der Summe der in die einzelnen Kliniken eingewiesenen Notfallpatienten wird unser seit Jahren vertretener Standpunkt erhärtet. Die Anzahl der aus nichttraumatischer Ursache anfallenden Notfallpatienten beträgt schon jetzt mindestens 50 %. Dieser Anteil steigt ständig an (Tab. 1).

Aus der Tabelle 2 geht hervor, daß bereits jetzt 20 % aller versorgten Notfallpatienten zur Gruppe der Intoxikationen gehören (Tab. 2).

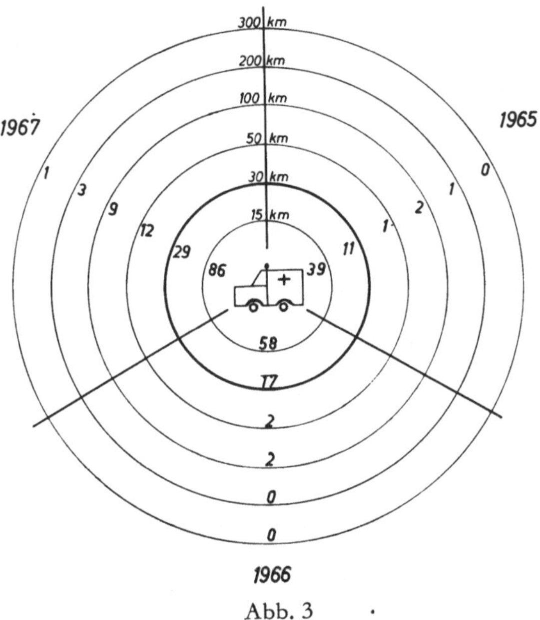

Abb. 3

Tabelle 1. *Einweisung der Patienten in die verschiedenen Kliniken 1965–1967*

Medizin. Klinik	100
Chirurg. Klinik	60
Neurochirurg. Klinik	9
Psychiatr. u. Neurol. Klinik	9
Frauenklinik	8
Kinderklinik	5
HNO-Klinik	1

Tabelle 2. *Art der Erkrankungen bez. Verletzungen 1965–1967*

Herzinfarkt	51
Schädeltrauma	48
Intoxikation	42 = *20 %*
Extremitätenverletzung	21
Thoraxverletzung	19
Apoplektischer Insult	11
Coma	11
Lungenembolie	5
Bauchtrauma	1

Gerade bei Intoxikationen sind die elementaren Sicherungen des Lebens gefährdet bzw. kann eine solche Gefährdung auf den Transporten jederzeit eintreten. Durch einfache und wirkungsvolle Maßnahmen läßt sich die akute Elementargefährdung beseitigen, zumindest einer Verschlimmerung bis zum Einsetzen der klinischen Behandlung vorbeugen.

Aus der Tabelle 3 ergeben sich die häufigsten sofort am Orte des Geschehens eingeleiteten Sofortmaßnahmen (Tab. 3).

Tabelle 3. *Behandlung der Patienten am Unfallort bzw. während des Transportes 1965–1967*

O_2-Insufflation	76
Intubation, Beatmung	69
Extrathorak. Herzmassage	52
Absaugen	42
Intubation	10
Venaesectio	9
Narkose	2

Allerdings vergeht auch bei einem guten Meldesystem eine von der Entfernung und der Verkehrsdichte abhängige Zeitspanne, die wegen der akuten elementaren Gefährdung durch Laien oder Ärzte überbrückt werden muß. Gerade hier erleben wir bei den Einsätzen des NAW nach wie vor die größten Enttäuschungen. Die Ausbildung der Laienhelfer und der Ärzte ist auch heute noch zu stark auf örtliche Maßnahmen beim Unfallverletzten oder das Bemühen um eine Diagnose ausgerichtet. Immer wieder herrscht Ratlosigkeit, wenn es um die Erstversorgung eines nicht unfallbedingten Notfallpatienten geht, bei dem eine Bewußtlosigkeit vorliegt, die dann erst sekundär oder aber als mitwirkende Ursache zu einer akuten Lebensbedrohung führt.

Es wird daher unsere Aufgabe sein, in verstärktem Maße die ersten Glieder der Versorgungskette auszubauen und nicht nur den klinischen Bereich zu sehen. Wir sind aufgrund der Erfahrungen mit dem Mainzer Notarztwagen der Überzeugung, daß bei diesen Bemühungen gerade die schweren Intoxikationen wegen des hohen Anteiles an der Gesamtzahl der Notfallpatienten und der guten Behandlungsergebnisse der besonderen Aufmerksamkeit in der Ausbildung bedürfen. Unsere bisherigen Erfahrungen lassen deutlich erkennen, daß unter den genannten Voraussetzungen der Einsatz eines Notfall- oder eines Notfallarztwagens gerade bei Intoxikationen häufig erst die Voraussetzung für eine völlige Wiederherstellung eines Vergifteten schaffen kann. Es kam uns darauf an, die Grundsätze aufzuzeigen, die für die Erstversorgung eines Notfallpatienten Gültigkeit haben, und insbesondere darauf hinzuweisen, daß der Einsatz von Notfallwagen gerade bei dieser Gruppe von Notfallpatienten wahrscheinlich den größten Effekt zeigen dürfte.

Herzschädigung bei Vergiftungen

Von **A. Dönhardt**

Aus der II. Medizinischen Abteilung des Allgemeinen Krankenhauses
Hamburg-Barmbek

Ein direkter Eingriff vieler Gifte am Herzmuskel ist zwar denkbar,
jedoch nur selten zu beweisen. Als typisches Beispiel einer toxischen Herzschädigung gilt die EKG-Veränderung bei der CO-Vergiftung, die das
Bild der Coronarinsuffizienz oder des Infarktes verursachen kann. Da es
jedoch keine Beweise für eine histotoxische Wirkung des CO gibt, müssen
alle Veränderungen auf den Sauerstoffmangel zurückgeführt werden.

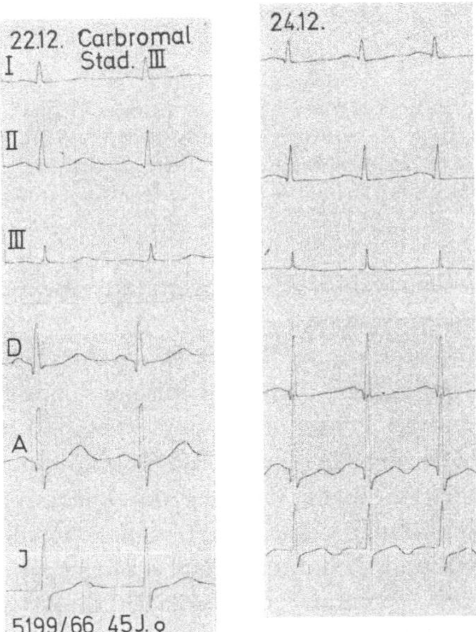

Abb. 1. 51 99/66. 45jährige Patientin nimmt eine unbekannte Menge Carbromal.
Kreislaufkollaps. Nach dem ersten EKG in 24 Std bei einer Infusion von 5 l
20 Amp. Arterenol! Blutgasspannungen z. Zt. des ersten EKG's pO_2 64, pCO_2 47,
pH 7,31, BÜ – 2. Blutdruck während der Beobachtungsdauer unauffällig, insbesondere auch z. Zt. des zweiten EKG's

EKG-Veränderungen bei Hypnotica-Vergiftungen gehören zu den sekundären Störungen des Herzens infolge Änderung der Coronardurchblutung oder aber sie treten im Gefolge der Veränderungen des Säure-Basenhaushaltes und schließlich auch infolge der zunehmenden Rechtsbelastung bei Lungenkomplikationen in Erscheinung.

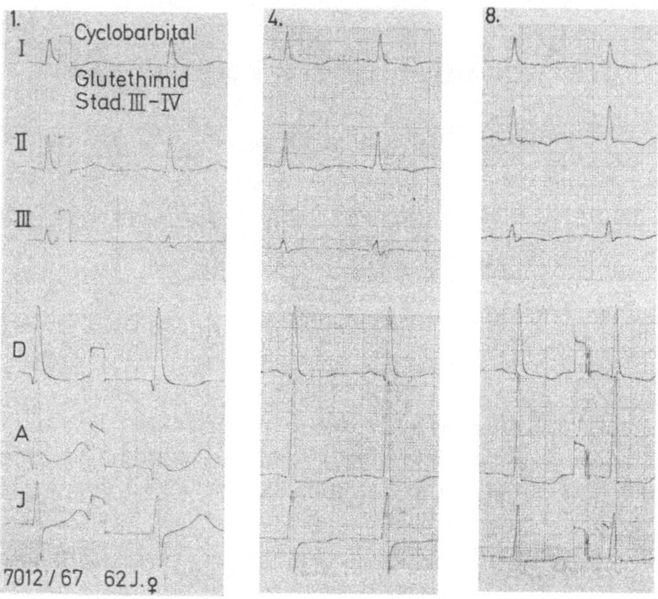

Abb. 2. 70 12/67. Intoxikation mit Phanodorm und Doriden, Menge unbekannt. RR anfangs 70/50 mmHg. Beatmung. Infusion mit 5 l in 24 Std. Arterenol 4 ml, Hypertension 4 ml/24 h. Blutgasspannung unter Beatmung pO_2 74, pCO_2 23, pH 7,48, BÜ – 4. Rückbildung der EKG-Veränderungen innerhalb von 14 Tagen

Direkte toxische Einwirkungen auf das Herz sind bei Psychophamaca nicht ganz selten. Phenothiacine verursachen QT-Verlängerung und Deformierungen der Nachschwankung. Bei langdauernder hochdosierter Anwendung wurden ungeklärte, kardial bedingte Todesfälle beschrieben; histologisch fanden sich Hyperplasien der Arteriolen und degenerative Veränderungen im Herzmuskel. Eine Erklärung könnte die sog. chinidinähnliche und lokalanaesthetische Wirkung der Phenothiacine sein, die im übrigen Alpha-Rezeptoren blockieren, so daß Arterenol nicht wirksam werden kann. Desipramin, Imipramin und Amitriptylin sind ebenfalls für ihre ausgeprägten EKG-Veränderungen mit Rhythmusstörungen bekannt. Auch ihre Wirkung dürfte über eine Störung des Katecholaminstoffwechsels zustande kommen, da z. B. Desipramin als Alphablocker wirkt.

Die Ursache der Herzschädigung bei Halogenkohlenwasserstoffen, wie sie z. B. beim Trichloräthylen in Form schwerer Reizbildungsstörungen und sogar Infarktbildern bekannt ist, ist unklar. Interessant in diesem Zusammenhang erscheint der Abbau des Trichloräthylens über Chloralhydrat zu Trichloräthanol und Trichloressigsäure.

Schließlich möchte ich 2 weitere Möglichkeiten einer Herzschädigung bei Vergiftungen bzw. ihrer Behandlung zur Diskussion stellen:

1. die Schädigung durch intensive Katecholamineinwirkung und
2. die idiopathische pharmakotoxische Myokarditis oder Myokardose

Daß Katecholamine in hoher Dosierung infarktähnliche Bilder hervorrufen und auch zum akuten Herzversagen Anlaß geben können, ist von hormonproduzierenden Tumoren bekannt. Die histologischen Beschreibungen derartiger Herzen sprechen z. T. von einer Katecholamin-Myokarditis. Bei der Behandlung von Vergiftungen mit hohen Arterenolgaben, aber auch nach Hypertensin II beobachteten wir EKG-Veränderungen, die durch den sonstigen klinischen Verlauf des Vergiftungsbildes nicht zu deuten waren.

Als Beispiel für derartige EKG-Veränderungen 2 Krankengeschichten und die zugehörigen EKG-Ausschnitte.

Zur Annahme einer Myokardschädigung bzw. Myokarditis durch einige Pharmaka gelangten wir durch folgende Beobachtung:

Eine 64jährige Patientin nimmt in suicidaler Absicht ca. 200–250 mg Diazepam (Valium) und wenige Kapseln Ethchlorvynol (Roeridorm). Vergiftungsstadium I. Im EKG ST/T-Mulde, T flach. LDH 254 i.E. Zunehmende Verschlechterung des Kreislaufs in den nächsten drei Tagen. Die EKG-Veränderungen verstärken sich und ähneln einem Glykosideffekt bei einer unveränderten Tachykardie um 120/min. Unerwarteter Herztod am 5. Tag nach der Vergiftung bei klarem Bewußtsein. Sektion Prof. Dr. Laas, Patholog. Institut des Allgem. Krhs. Heidberg: Dilatiertes Kollapsherz, grobe Endokardblutungen. Histologisch ganz frische Myokarditis, die dem Bild der Fiedler-Myokarditis ähnelt.

Wenn in diesem Fall auch das Alter der Patientin die Beurteilung erheblich erschwerte und übrigens auch hier in den letzten beiden Lebenstagen Novadral (1×Depot-Novadral, 1×6 Amp. in einer Infusion) gegeben wurde, darf ich 2 weitere Fälle skizzieren, die ebenfalls die Problematik, vielleicht in einem Fall wegen der ebenfalls angewendeten vaspressorischen Behandlung, deutlich veranschaulichen (siehe Abb. 3 und 4):

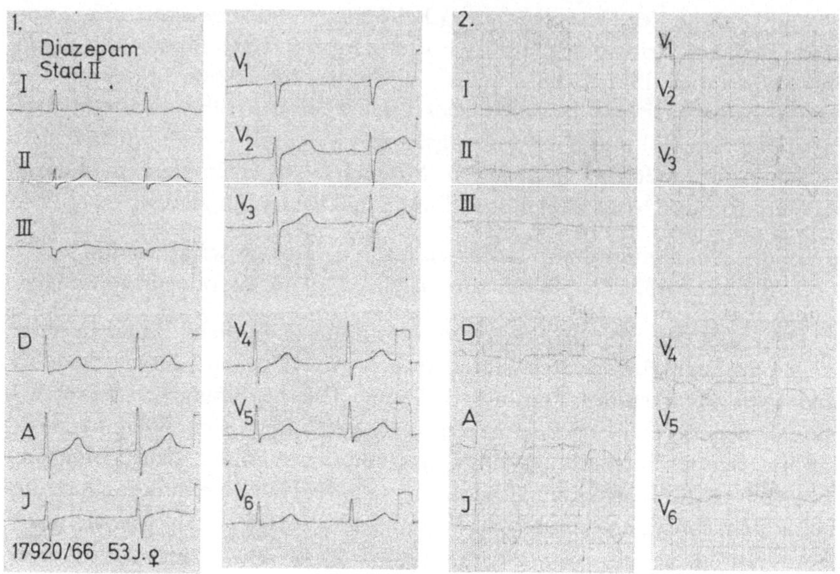

Abb. 3

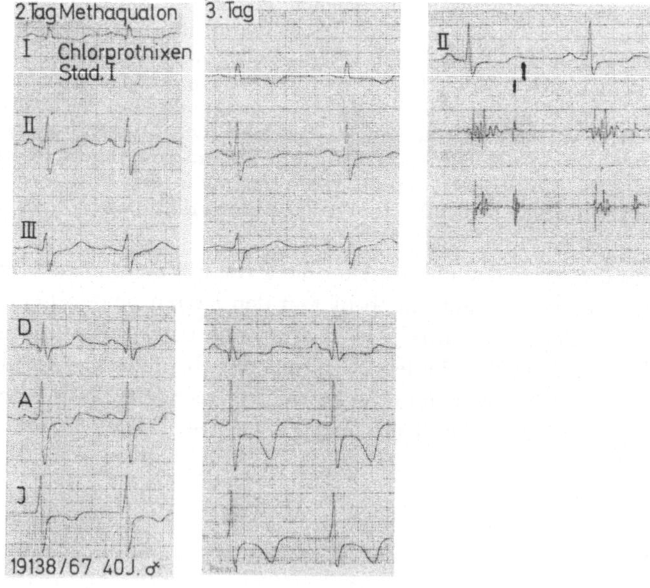

Abb 4.

Die Beispiele zeigten die Möglichkeit der kardialen Komplikation bei Vergiftungen, ohne daß wir bis heute wissen, was ihnen ursächlich zugrunde liegt. Ob eine Kombination bestimmter pharmakologischer Noxen vorliegen muß, ehe es zur manifesten Schädigung kommt, oder aber ob ein zufälliges Zusammentreffen von Intoxikation und ätiologisch anders zu deutenden Erkrankungen vorliegt, bleibt vorerst offen. Diese und nicht wenige ähnliche Beobachtungen sollen jedoch Anlaß sein, das Problem der kardialen Schädigung bei Vergiftungen erneut zu durchdenken, da es bei der im Vordergrund stehenden Betrachtungsweise des Kreislaufs etwas in Vergessenheit zu geraten drohte.

Abb. 3. 17 920/66. 53jährige völlig gesunde und sportliche Frau nimmt 400 mg Diazepam. Aufnahme wenige Stunden nach der Intoxikation im Stadium II mit RR 80/60 mmHg; der Blutdruckabfall ist übrigens recht typisch für schwere Vergiftungen mit Diazepam. Infusionstherapie mit 7 1/24 Std Ringer Lactat und insgesamt 15 Amp. Hypertensin/24 Std, da beim Versuch geringerer Dosierung der Blutdruck stets wieder abfällt. Am folgenden Tage bereits infarktähnliche EKG-Veränderungen, die fast zwei Monate bestehen bleiben. Klinisch trockene Herzinsuffizienz. Virologische Untersuchung auf Coxsackie negativ

Abb. 4. 19 138/67. Ein 40jähriger Mann nimmt eine geringe Menge eines Kombinationspräparates mit Chlorprothixen, Methaqualon, Glutethimid. Einlieferung fast 24 Std später im Stadium I. Keinerlei spezifische Therapie. Die EKG-Veränderungen verstärken sich in den folgenden Tagen mit deutlich nachweisbarem Hegglin-Syndrom. Klinisch symptomlos, d. h. kein Anhalt einer Herzinsuffizienz (RR normal, Rö.-Herz unauffällig, ASL-Titer negativ, LDH normal, virologische Untersuchung ohne Ergebnis). Dauer der Veränderungen nicht eruierbar, da die Behandlung nach 14 Tagen beendet werden mußte

Zur gleichzeitigen Anwendung von forcierter Diurese und Peritonealdialyse bei der Schlafmittelintoxikation

Von **H. Kronschwitz**

Aus der Anaesthesieabteilung des St. Markus-Krankenhauses in Frankfurt/M.
(Chefarzt: Priv.-Doz. Dr. H. KRONSCHWITZ)

Bei schweren Schlafmittelintoxikationen kann die Nierensekretionsleistung infolge darniederliegender Kreislaufverhältnisse so schlecht sein, daß zu Beginn der Behandlung eine forcierte Diurese nicht in gewünschter Weise in Gang kommt. Dann hat es sich bewährt – einmal von der Hämodialyse abgesehen –, forcierte Diurese und Peritonealdialyse von Anfang an gleichzeitig vorzunehmen. Die toxischen Substanzen werden dann wesentlich rascher eliminiert und eine Rückkehr der vitalen Funktionen (Kreislaufregulation, Spontanatmung, Bewußtsein) schneller erreicht.

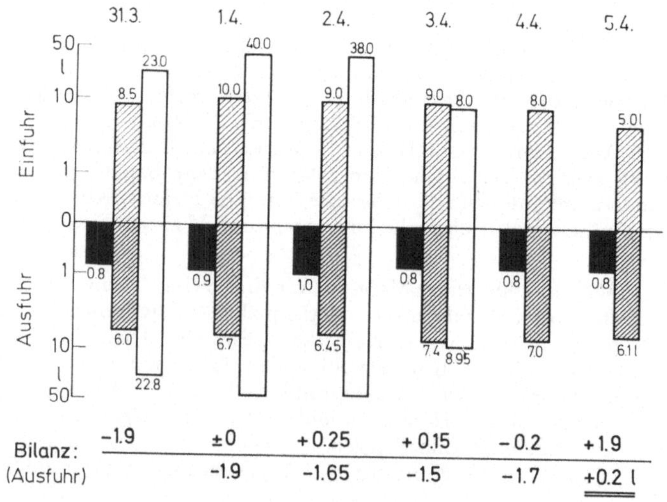

Abb. 1. Forcierte Diurese + Peritonealdialyse, Flüssigkeitsbilanz bei einer 52jährigen Patientin mit Barbituratintoxikation

■■ Perspiratio, / / / / i.v. Infusion, / / / / / / Urin, ☐ Peritonealdilysat

In solchen Fällen nun zeigt die Bilanz, daß i.v. zugeführte Flüssigkeits-mengen, die nicht von den Nieren ausgeschieden werden, den Körper über das Peritonealdialysat verlassen können. Eine zunehmende Flüssigkeits-einlagerung in den extravasalen Raum (Ödeme, vor allem Hirnödem) kann auf diese Weise verhindert oder hintangehalten werden. Anhand der Flüs-sigkeitsbilanz bei einer 52jährigen Patientin wird das eindrucksvoll demon-striert (Abb. 1): Die Patientin hatte in einem depressiven Zustand 80 Tablet-ten eines Schlafmittels (= 12 g. Vinylmethylbutylbarbitursäure) eingenom-men, nichts erbrochen und war 17 Std später tief komatös eingeliefert worden. Die Infusionsbehandlung (forcierte Diurese) konnte uns nicht zufrieden stellen, so daß wir noch am Aufnahmetag eine Peritonealdialyse begonnen haben. Bilanz: Während am 1. Tag 1,9 l der zugeführten Flüssig-keitsmenge fehlten, war am 2. Tage die gleiche Menge ausgeschieden wor-den, die infundiert worden war. Hier zeigte sich bereits der oben beschrie-bene Kompensationseffekt: wir haben 2,4 l mehr Peritonealdialysat aufgefangen, als eingelaufen sind. Ab 3. Tage wurde mit spontaner Stabili-sierung der Kreislaufverhältnisse die Urinsekretion wieder besser, aber immer noch wurde ein Defizit zwischen intravenöser Zufuhr und Urin-sekretion+Perspiratio über das Peritonealdialysat kompensiert. Am 4. Tage haben wir die Dialyse abgebrochen. Am folgenden Tage übernahm die Niere noch nicht voll, erst am nächstfolgenden Tage setzte die poly-urische Phase ein und die i.v. zugeführte Flüssigkeit wurde vollständig über die Nieren ausgeschieden. Zu diesem Zeitpunkt war die Patientin voll ansprechbar.

Behandlungsergebnisse bei akut lebensbedröhlichen Vergiftungen

Von **K. Wiemers**

Institut für Anaesthesiologie der Kliniken der Universität Freiburg/Br.
(Direktor: Prof. Dr. K. WIEMERS)

Als Ergänzung zum Vortrag von Herrn STEINBEREITHNER möchte ich über die Erfahrungen in Freiburg berichten. Die Intensivbehandlungsstation untersteht dem Anaesthesieinstitut, sie ist für das gesamte Klinikum und damit für das Einzugsgebiet der Universitätskliniken zuständig. Wir können daher von vergifteten Patienten nur eine Auswahl schwerer Fälle aufnehmen, die aber in der Regel direkt von draußen zu uns eingeliefert werden. Insgesamt behandeln wir pro Jahr 120–170 Vergiftete. Ich beschränke mich im folgenden auf die *Schlafmittel-Vergiftungen*, die in unserem Krankengut überwiegen. Die Zusammenstellung umfaßt etwas über 400 Patienten aus den Jahren 1964 bis Juni 1968 einschließlich.

Tabelle 1. *Intubierte und beatmete Patienten mit Schlafmittelvergiftung im Verhältnis zur Gesamtzahl*

	Anzahl d. Pat.	davon nur intubiert	intubiert bzw. tracheotomiert und beatmet
1964	51	64,7 %	45 %
1965	90	33,3 %	14,4 %
1966	89	37 %	12,3 %
1967	127	40 %	14,9 %
Jan.–Jun.			
1968	47	55,3 %	25,5 %
Gesamt	404	46 %	22,4 %

Wie die Tabelle zeigt, mußte – infolge dieser Auswahl schwerer Fälle – knapp die Hälfte der Kranken intubiert und jeder 4.–5. Patient beatmet werden. Die Unterschiede bei den einzelnen Jahrgängen sind z. T. dadurch bedingt, daß unsere Bettenkapazität 1966 und 1967 zunahm, dann aber zugunsten der Unfallpatienten wieder eingeschränkt werden mußte.

Abbildung 1 zeigt, daß die Letalität bei unseren Schlafmittelvergifteten von anfänglich 4% auf 1,5% im Jahre 1967 absank; im Durchschnitt betrug sie 2,6%.

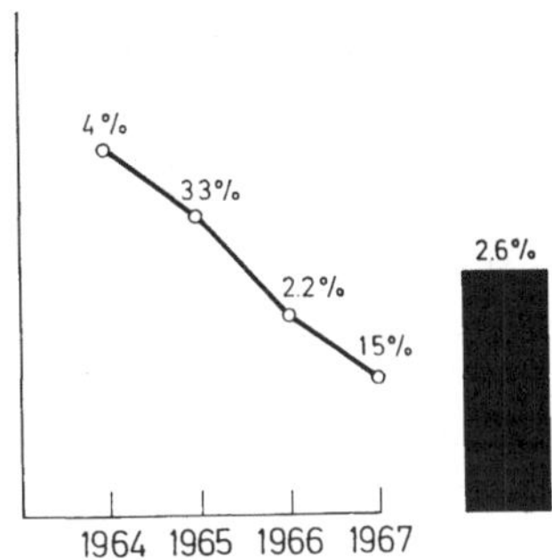

Abb. 1. Letalität der Schlafmittelvergiftung (alle Fälle)

Greift man die schweren Fälle heraus, die zum größeren Teil beatmet, in jedem Falle aber für mehr als 24 Std intubiert werden mußten, so ergibt sich im Durchschnitt von 4 Jahren eine Letalität von 7,7%.

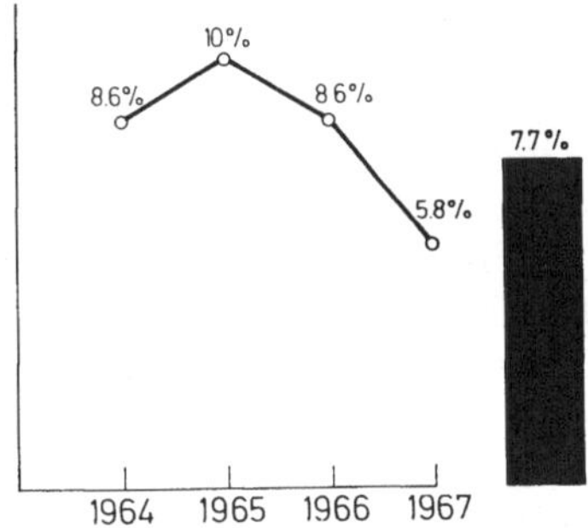

Abb. 2. Letalität der schweren Schlafmittelvergiftung (24 Std und länger intubierte, z. T. beatmete Patienten)

Es ergibt sich die Frage, warum diese 11 Patienten gestorben sind. Man kann hier 2 Gruppen unterscheiden: Erstens Patienten, die *zu spät* aufgefunden und eingeliefert wurden. In dieser Gruppe befinden sich auch jüngere Patienten, die mit Auskühlung (bis zu 27,5° C Rektaltemperatur) und schwerer metabolischer Acidose (pH 7,0) eingeliefert wurden. – Der Mechanismus der schweren Schlafmittelvergiftung wird auch heute noch oft mißdeutet; die Patienten sterben weder an der Atemlähmung (die wir durch Intubation und künstliche Beatmung beherrschen) noch an der Vasomotoren-Lähmung. Entscheidend ist vielmehr der Volumenmangel, der durch eine Permeabilitätsstörung mit Exsudation von Plasma verursacht ist. Die Folge ist eine Verminderung des Herzminutenvolumens mit Kreislaufzentralisation, Vasokonstriktion der Nierengefäße und Anurie, sowie einer allgemeinen Hypoxydose mit metabolischer Acidose, die bei gewisser Schwere und Dauer eine irreversible Zellschädigung setzt.

Die zweite Gruppe der Verstorbenen umfaßt vorwiegend alte Patienten, die in der festen Absicht, ihr Leben zu beenden, hohe Schlafmitteldosen eingenommen haben und an sekundären Lungenkomplikationen (Aspiration, Pneumonie, Embolie) zugrunde gehen. Nur bei derartigen Patienten besteht gelegentlich eine Indikation zur Tracheotomie, während wir im allgemeinen bei Vergiftungen mit der Intubation auskommen.

Bei richtiger Behandlung der Schlafmittelvergiftungen stirbt der letal vergiftete Patient nicht an der Lähmung der Zentren, sondern an der Capillarschädigung! Wir befinden uns in diesen Fällen in einem Dilemma: Geben wir zu wenig Infusionen und Plasmaeiweiß, so stirbt der Patient an Hypovolämie, Kreislaufzentralisation, Anurie und metabolischer Acidose. Geben wir mehr, so kommt es infolge der Capillarschädigung zum Lungenödem, noch bevor das Gefäßsystem genügend aufgefüllt ist. Durch diese Situation sind auch die Grenzen der „forcierten Diurese" abgesteckt und gleichzeitig die Indikationen der peritonealen und der Hämodialyse bei Schlafmittelvergiftungen aufgezeigt.

Noch 2 Bemerkungen zu den anderen Vorträgen:

Unsere Erfahrungen mit Alkylphosphat-Vergiftungen sind beschränkt; es ist mir aber aufgefallen, daß die Symptomatik bei 3 Patienten zunächst durch Atropin, Toxogonin, Intubation und künstliche Dauerbeatmung beherrscht erschien, der Patient aber am 5.–7. Tag plötzlich und unerwartet einem Herzstillstand erlag. Es würde mich interessieren, ob anderwärts ähnliche, auf eine direkte Herzschädigung hinweisende Beobachtungen gemacht wurden.

Zur CO-Vergiftung möchte ich fragen, ob im Falle der (spontanen oder maschinellen) Hyperventilation nicht doch ein Zusatz von (vielleicht 4 %) Kohlensäure nützlich wäre, um einer Konstriktion der Hirngefäße und damit einer verminderten Hirndurchblutung vorzubeugen.

II b. Klinische Erfahrungen bei Kindern

Vorsitz: Prof. Dr. **H. Brugsch** (Berlin)
Prof. Dr. **R. Gädeke** (Freiburg i. Br.)

Aufgaben und Organisation einer Giftinformationszentrale an einer Kinderklinik

Von **H. Wiesener**

Aus der Städtischen Kinderklinik Charlottenburg, Berlin
(Ärztlicher Direktor: Prof. Dr. H. Wiesener)

In jedem technisch fortgeschrittenen Land werden Kleinkinder vom 2.–4. Lebensjahr durch Vergiftungsunfälle in hohem Maße gefährdet. Etwa 20000–30000 Kinder erleiden in der Bundesrepublik Deutschland pro Jahr einen Ingestionsunfall oder eine Vergiftung. Mehr als 100 Kinder kommen auf diese Weise jährlich zu Tode. Glücklicherweise zeigten nach eigenen Erfahrungen bei bisher 5000 Vergiftungen nur etwa 25 % der Kinder Symptome einer Vergiftung. Etwa 10 % erlitten eine schwere Vergiftung.

Telefonische Auskünfte bilden die Hauptaufgabe einer Giftinformationszentrale. Erfahrene Spezialisten geben Tag und Nacht Auskunft über die mögliche Zusammensetzung der für die Vergiftung in Frage kommenden Mittel. Ärzten wird darüber hinaus bei etwaigen Vergiftungsfolgen auch die zweckmäßige Behandlung mitgeteilt. Laienanrufe verlangen meistens Antwort auf die Frage, ob die Einschaltung eines Arztes notwendig ist oder nicht. Um Unklarheiten zu vermeiden, empfiehlt sich besonders bei diesen Beratungen die Aufnahme sämtlicher Telefongespräche auf ein Tonbandgerät. Unserem Informationszentrum wurde im Laufe von 5 Jahren eine Bibliothek angegliedert. Toxikologische, chemische und botanische Standardwerke müssen durch entsprechende Zeitschriften dauernd ergänzt werden. Die vom Bundesgesundheitsamt gelieferten Karteikarten sind eine ebenso große Hilfe wie die selbst verfaßten Karteikarten, die sich auf tatsächlich vorgekommene Vergiftungen beziehen. Trotzdem wird nur ein Bruchteil der Präparate zu erfassen sein. Besonders wertvoll sind die epikritischen Darstellungen des weiteren Verlaufes einer Vergiftung durch den anfragenden Arzt. Entsprechende Formblätter wurden dazu entwickelt. Die Verbindung zur Kinderklinik gewährleistet auch eine zweckmäßige Behandlung der seltenen schweren Vergiftungen, die bei Kindern vorkommen. Der Auskunft erteilende Arzt kann sich nicht nur auf seine pädiatrischen Kenntnisse verlassen, er muß die Elementarhilfe zur Erhaltung und Wiedergewinnung der gestörten Lebensfunktionen beherrschen. Durch Polypragmasie verursachte iatrogene Schäden werden mit einer Beratung bei leichten Vergiftungen verhindert. Im Falle einer schweren Vergiftung ist der sofortige Einsatz von naheliegenden Reanimationszentren zu empfehlen. Da nach der ersten Hilfe am Unfallort die spezielle Behandlung beginnen soll, ist die Erinnerung an das Mitbringen von Giftresten, Behältern und Verpackung notwendig. Eine Analyse der giftigen

Mittel läßt sich auf diese Weise besser und schneller ermöglichen als auf dem Umweg über Erbrochenes, Magenspülwasser oder zeitraubende Untersuchungen von Körperflüssigkeiten. Schnellnachweise durch eine geeignete Zusammenstellung von Draeger-Röhrchen gelingen mit dem Gasspürgerät. Die Zusammenarbeit mit anderen Zentren ist ebenso wichtig wie die Verbindung zur Industrie, zu pharmakologischen, pharmazeutischen und botanischen Instituten. Entsprechende Telefonlisten liegen aus. Empfehlungen für den öffentlichen Gesundheitsdienst werden ebenso gegeben wie eine Aufklärung der Eltern durch Presse, Rundfunk und Fernsehen. Zur Erforschung der näheren Umstände, die zur Vergiftung geführt haben, ist eine Anrufmöglichkeit über zwei Direktapparate notwendig, die nur für die Informationszentrale installiert sind.

Nach unseren Erfahrungen sind bei diesen Aufgaben einer Giftinformationszentrale 2 geeignete Räume vorzusehen. In einem Raum ist die Bibliothek mit den Karteikarten untergebracht. Hier sitzt die Sekretärin mit dem beratenden Arzt. In einem zweiten Raum werden eigene Karteikarten bearbeitet und durch eingegangene epikritische Darstellungen oder Literaturberichte fortlaufend ergänzt. Hier sitzt der zweite Arzt der Informationszentrale. Außer dem Leiter der Informationszentrale steht ein dritter Arzt in Reserve, der für die Reanimationsstation der Klinik eingesetzt werden kann. Ein Tonbandgerät, das besonders die Laiengespräche vollständig aufnimmt, gehört ebenfalls zur Erstausstattung einer Giftinformationszentrale. 2000–3000 Anrufe pro Jahr können mit dieser Einrichtung befriedigend beantwortet werden.

Wichtig ist die sofortige, häufig zeitraubende Verarbeitung der exakten Daten und der nachfolgenden epikritischen Berichte in der eigenen Kartei.

Zur Organisation ist zu sagen, daß ein Anruf nicht durch die Eigenart der Telefonzentrale eine Verzögerung erleiden darf. Eine Sprechfunkanlage ist die Voraussetzung für eine unverzügliche Verständigung des diensthabenden beratenden Arztes einer Giftinformationszentrale. Bei dem Aufstellen dieser Apparate sind Ersatzgeräte schon bei der Ersteinrichtung empfehlenswert. Aus fachlichen und psychologischen Gründen wird das Gespräch nicht von der Sekretärin, sondern vom Arzt entgegengenommen. Zur Art der möglichen schädigenden Substanz nimmt er besonders bei Laien mit beruhigenden Worten Stellung, fragt nach dem Alter des Kindes und ob Vergiftungssymptome vorliegen. Allgemeine Maßnahmen zur Erhaltung der Lebensfunktionen sind in der sofortigen Antwort ebenso enthalten wie Ratschläge zur Giftentfernung. Nun wird bei wenig bekannten Giften Zeit zum Nachschauen und Nachschlagen erbeten. Das Gespräch übernimmt während dieser Zeit die Sekretärin, wenn nicht mehr als 5–10 min zur Information in Kartei und Bibliothek notwendig sind. In dieser Zeit kann die Sekretärin die genaue Anschrift, das exakte Alter des Kindes und den Zeitpunkt der Vergiftung ermitteln. Sie füllt den Kopf des entsprechenden Fragebogens aus. Danach schaltet sich der Arzt wieder ein, um nunmehr möglichst präzise Angaben zur Toxizität und Therapie zu übermitteln. Es wäre verfehlt, nur ein vorhandenes Karteiblatt herunterzulesen. Meistens stehen keine spezifischen Antidote zur Verfügung, so daß in vielen Fällen Hinweise auf die Elementarhilfe zur Aufrechterhaltung von Atmung und Kreislauf im Vordergrund stehen. Bei Laienanrufen ist die Frage wichtig, ob Vergiftungssymptome bestehen. Fragebogen zur speziellen Auswertung von Vergiftungen bei Kindern werden nur an Ärzte verschickt. In 82 % erhielten wir eine Antwort.

Wegen der Schwierigkeiten, die in Länder- und Stadtverwaltungen bei der Einrichtung von Informationszentralen auftreten, werden wir in Zusammenarbeit mit anderen Zentren für die Beratung von Kindern einen präzisen Vorschlag zur Minimalausrüstung abgeben. Die Qualität der Information hängt allerdings in erster Linie von der umfassenden Ausbildung und Erfahrung des beratenden Kinderarztes ab. Wenige gut funktionierende Informationszentralen sind einer großen Zahl von Karteiempfängern vorzuziehen.

Die Anforderungen, die ein krankes Kind aller Altersstufen in der klinischen Behandlung stellt, sind von den Voraussetzungen eines Internisten grundverschieden. Insbesondere für Säuglinge und Kleinkinder lehnen wir daher die klinische Behandlung auf einer internen Abteilung ebenso ab wie in einem Allgemeinkrankenhaus. Wir sehen darin einen Rückschritt zum Nachteil der Kinder. Hier bleibt bei der Zusammenarbeit verschiedener Fachdisziplinen noch vieles zu tun.

Da die vorbeugende Kinderheilkunde in der Praxis beginnt, sollte jeder praktisch tätige Arzt die meist unerfahrenen Eltern auf Vergiftungsunfälle hinweisen, wenn sich die Säuglinge im Alter von 11–12 Monaten befinden. Wir bemühen uns, zu diesem Zweck ein Blatt für den praktischen Arzt zu entwickeln, das er ebenso wie die Fürsorgeärzte der Säuglings- und Kleinkinderfürsorgestellen am Ende des 1. Lebensjahres mit den Eltern eingehend bespricht.

Summary

Accidental ingestion of poisons or potential poisons is the most common medical emergency physician are called upon to treat in children. This occurs from 20000–30000 times a year in the Federal Republic of Germany. Over 100 accidental poison fatalities occur each year. The center operats 24 hs a day. Information is helpful in diagnosis as well as treatment of poisoning. Clinical diagnosis and treatment is possible in connection with the children's hospital. Poison information centers serve as important sources of information for the physician and his patient.

Öffentliche Aufgaben und Schwerpunkte der Giftschadenverhütung bei Kindern

Von **R. Gädeke**

Aus der Universitäts-Kinderklinik Freiburg i. Br.
(Direktor: Prof. Dr. W. Künzer)

Mehr als 90 % aller kindlichen Giftschäden sind Unfälle. Bei ihnen entfallen jene vorbedachten Hindernisse zur Verhütung oder für eine rechtzeitige Hilfe, wie sie bei kriminellen oder bei suicidalen Handlungen in den Weg gelegt werden. Daher gelten für die Prävention der Giftschäden von Kindern die gleichen Grundsätze wie für eine Unfallverhütung aus anderen Ursachen, nämlich:

1. Aufdeckung und Beachtung von Schwerpunkten der Entstehungsursachen,
2. Sicherung unfallauslösender Agentien,
3. Kennzeichnung der Gefahrenzonen,
4. Schnelle und gezielte Maßnahmen zur Beseitigung unfallbedrohlicher Situationen.

Diese Regeln sind heute für die Sicherung des Straßenverkehrs und in dem gewerblich/industriellen Betriebsschutz zur Selbstverständlichkeit geworden. Obligate Belehrungen und fortlaufende Kontrollen des sachgemäßen Verhaltens verhelfen in diesen Bereichen zu einer Wirksamkeit der Unfallverhütung. Dies ist aber keineswegs in vergleichbarem Umfang dort der Fall, wo Kinder in Anwendungsbereiche toxischer Substanzen gelangen. Die Folgen solcher Versäumnisse sprechen eine unmißverständliche Sprache. Wir wissen, daß sich der Anteil an Vergiftungen am Gesamtkrankengut unserer Kinderkliniken in den letzten 10 Jahren mehr als verdoppelt hat; wir wissen außerdem, daß etwa vier Fünftel dieser Patienten zwischen 2 und 4 Jahre alt sind. Es zeigt sich immer wieder, daß die meisten kindlichen Giftschäden bei Anwendung simpler Vorsichtsmaßnahmen zu verhüten gewesen wären. Es ist bekannt, daß etwa die Hälfte der Giftunfälle durch Arzneimittel zustande kommt, und daß unter den toxischen Haushaltsstoffen die Löse/Reinigungsmittel – einschließlich der Säuren und Laugen –, ferner die Pesticide und die Kosmetika an der Spitze stehen. Wir beobachten weiterhin, daß unter den zivilisatorischen Haushaltshilfen und sonstigen ökonomischen Substanzen solche Stoffe, welche Giftunfälle der Kinder verursachen, zunehmen; ferner, daß derartige Mittel in Zusammensetzung und Nomenklatur immer vielfältiger und für das Publikum immer weniger übersehbar werden. Dies wiederum schafft eine Unsicherheit in den Entschlüssen zu ersten Hilfemaßnahmen, welche in diametralem Gegensatz dazu steht, daß in solchen Situationen sofort und zielgerecht gehandelt werden muß. Es wird dabei auch häufig aus der Einsicht verdrängt, daß ein sofortiges und wirksames Handeln in vielen Fällen gar keine detaillierten Kenntnisse über die Pharmakodynamik eines Giftstoffes voraussetzt, bzw. daß oft auch dann eine entscheidende Hilfe möglich ist, wenn man über ein solch spezielles Wissen nicht verfügt.

Aus diesen Mängeln zeichnet sich aber auch bereits der Weg ab, der zur besseren Verhütung von Giftschäden der Kinder beschritten werden sollte. Ich möchte ihn durch wenige programmatische Punkte markieren:

1. Eine *Erziehung* der Kinder zur Unfallvermeidung bringt erst vom 3. Lebensjahr an Aussichten auf kleine Erfolge; vor Ende des 5. Lebensjahres bleiben sie aber – auf den Durchschnitt einer Jugendlichenbevölkerung hin betrachtet – unzuverlässig. Da sich die überwiegende Mehrzahl akzidenteller Intoxikationen bei Kindern unterhalb dieser Altersstufe ereignet, müssen Verhütungsmaßnahmen vor allem in einem *Schutz* der Kinder vor gesundheitsschädigenden Stoffen bestehen; edukatorische Bemühungen sind in diesem Lebensalter bestenfalls vorbereitende Hilfen für ein Gefahrentraining und für die Unfallvermeidung in späteren Altersstufen.

2. *Schutz* bedeutet: Sicherung der Giftsubstanzen vor dem Zugriff des Kindes. Wie die Erfahrung zeigt, gelangt aber das Kind innerhalb seines Lebenskreises auch überall dort hin, wo der Erwachsene sich seine Zugriffsmöglichkeiten offen hält. In praxi hat es sich deshalb als wirkungslos erwiesen, eine besonders geschützte Lagerung toxischer Substanzen zu empfehlen. Auch der immer wieder propagierte Verschluß von Giftstoffen und Drogen erweist sich als eine theoretische Forderung. Im Haushalt und in gewerblichen Betrieben, die in Haushalte übergreifen, bleiben aus Bequemlichkeit und zur Arbeitserleichterung die bereitstehenden Hilfsmittel leicht zugänglich. Das wird sich auch durch eine noch so eindringliche Unfallschutzpropaganda nicht ändern. Es bleibt die Möglichkeit, die Forderung nach einem wirksamen Verschluß aus der Sphäre des kindlichen Lebensbereiches in den Bezirk des Produzenten und Verkäufers der Arzneimittel und ökonomischen Giftstoffe zu verlegen. Damit würden solche Schutzvorkehrungen zu öffentlichen und öffentlich kontrollierbaren Maßnahmen. Die Widerstände gegen eine freiwillige Erfüllung dieser Notwendigkeit liegen auf der Hand: Einmal würde dies eine kostspielige Umstellung der Verpackung bedeuten. Außerdem würde das breite Publikum auch weiterhin den besonders leicht zu handhabenden Behältnissen den Vorzug geben. Gerade dieser Einwand ist mir gegenüber von pharmazeutischen Firmen beispielhaft damit begründet worden, daß die Arzneimittelverbraucher in der Mehrzahl alte Menschen sind; ihnen müsse man eine Einschränkung der manuellen Geschicklichkeit unterstellen.

5*

Als Sicherung vor dem Zugriff des Kindes bleibt deshalb nur eines übrig: Der Öffnungsmechanismus von Behältnissen gesundheitsbedrohlicher Substanzen muß so konstruiert sein, daß er das Leistungsvermögen der Kinder unter 5 Jahren übersteigt, jedoch den Erwachsenen – insbesondere den alten Menschen – nicht wesentlich irritiert. Dieser Voraussetzung kann man durch die Berücksichtigung von 2 natürlichen Gegebenheiten nahe kommen:

a) Die Hand des Erwachsenen hat eine andere Spannweite als die Hand eines Kindes unter 5 Jahren (Tab. 1)[1]. Wird der Verschluß von Giftbehältnissen so konstruiert, daß die Erwachsenenhand an 3 Druck- bzw. Drehpunkten in voller Spannweite zur Entriegelung ansetzen muß, dann kann dies ein Erwachsener mit beiden Händen bewerkstelligen; ein Kind müßte hierzu aber 3 Hände haben.

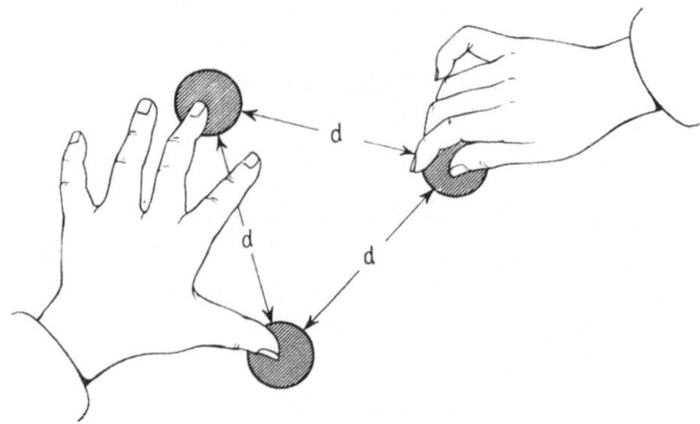

Abb. 1. Prinzip des Drei-Punkte-Verschlusses von Behältnissen toxischer Substanzen. d = Distanz jedes Punktes vom nächsten; sie liegt im Bereich der Spannweite der Erwachsenenhand, ist aber größer als die Handspannweite von Kindern unter fünf Jahren

b) Die maximalen manuellen Zugkräfte der 2–4jährigen Kinder liegen nach unseren Untersuchungen[1] bei Verwendung von Griffgrößen zwischen 4 und 30 mm Durchmesser zwischen 500 und 4000 p. Der Erwachsene – und mit wenigen Ausnahmen auch der alte Mensch – kann diese Zugkraft ohne Schwierigkeit überbieten. Der Verschlußmechanismus eines Behältnisses toxischer Substanzen kann durch eine Berücksichtigung dieser Werte gegen den Zugriff der Kinderhand entscheidend gesichert werden.

---

[1] Untersuchungen mit Unterstützung der Deutschen Forschungsgemeinschaft.

Tabelle 1. *Distanz zwischen Daumenkuppe und Kuppe des Mittelfingers in Spreizhaltung*

a) bei Erwachsenen:	$d\male = 15–18$ cm			
	$d\female = 14–16$ cm			

b) bei Kindern im Alter von	2	3	4	5	Jahren
	6–8	7–11	9–11	9–12	cm

3. Voraussetzung zur Beachtung von Schutzmaßnahmen ist die ausreichende *Markierung von toxisch wirksamen Mitteln* und deren Deklarierung. In unserem Lande befindet sich bereits der um Rat gefragte Arzt hier in einer betrüblichen Situation. Bei vielen ökonomischen Substanzen und Arzneimitteln ist die Bekanntgabe von giftigen Wirkstoffen unzulänglich; zahlreiche breitgestreute Medikamente sind nicht einmal in der „roten

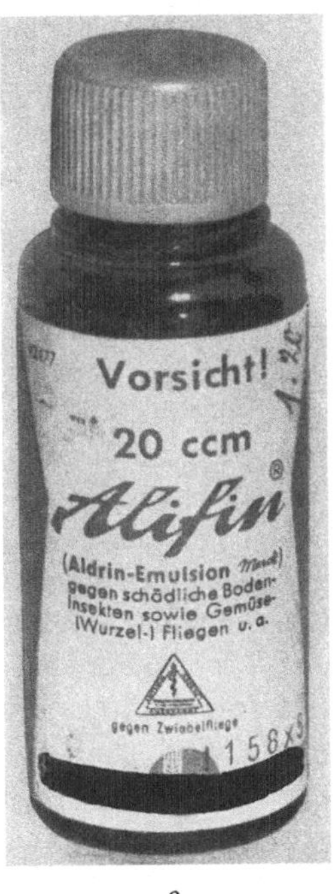

a

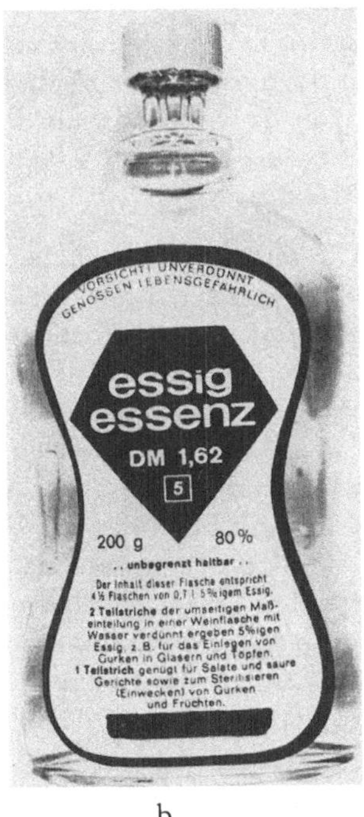

b

Abb. 2. a Etikettierung eines Hexachlor-Hexahydro-Naphtalin-haltigen Insekticides. Der Warnvermerk ist nichtssagend; er drückt die möglichen schweren zentralnervösen Störungen nicht aus, die durch dieses Mittel ausgelöst werden können. b Etikettierung einer Essigessenzflasche. Der vorgeschriebene rote Warnvermerk liegt an der oberen Peripherie. Da sich der Durchschnitt der Leser zunächst auf den Blickfang im Zentrum des Etiketts hin orientiert und von dort gewohnheitsmäßig den nach unten anschließenden Text verfolgt, bleibt der Warnvermerk oft ungelesen

Liste" aufgeführt. Noch unzulänglicher sind aber die für Laieninformationen vorgesehenen warnenden Hinweise (z. B. Abb. 2a). Sie werden überdies gelegentlich unter formaler Einhaltung der Kennzeichnungsvorschriften in ihrer Wirkung in einer Weise unwirksam gemacht, daß die Vermutung einer psychologischen Manipulation nahe liegt (Abb. 2b).

Immer wieder ist zu beobachten, daß für eine Steigerung der Attraktivität der Konfektion von Arzneimitteln und Haushaltssubstanzen große Anstrengungen aufgebracht werden; das gilt für eine anziehende Bebilderung der Verpackung ebenso wie für die farbenfreudige Zucker-Dragierung von Medikamenten und Geruchskorrektur vieler Mittel. Wenn nur ein Teil des hierbei getriebenen Aufwandes an Phantasie, Graphik und Erkenntnissen der Verhaltenspsychologie auf notwendige Warninformationen ausgedehnt würde, dann hätte die große Masse der Verbraucher eine bessere, vielleicht sogar ausreichende Kenntnis über die Gefahren, welche ihren chemischen Hilfsmitteln in Haushalt und Gewerbe innewohnen. Solche Hinweise sollten einen einprägsamen Symbolcharakter haben; schriftliche Instruktionen werden zu wenig beachtet und sind daher nicht wirkungsvoll genug. Der Totenkopf ist als Signum für die Gifte im eng gefaßten Sinne reserviert. Analog hierzu könnte aber ein anderes obligates, leicht begreifliches Merkmal treten.

4. Die *Information* des Laien und des Arztes wird dringlich, wenn ein Giftunfall eingetreten ist. Hier setzt die Tätigkeit der Vergiftungsinformationszentralen ein. Auskünfte dieser Beratungsstellen werden dann effektiv sein, wenn ihre Ratschläge sachgemäß befolgt werden. Dies setzt Basiskenntnisse in der toxikologischen Notfalltherapie voraus. Sie sind im breiten Publikum ebenso wie bei dem medizinischen Hilfspersonal und – wie die Erfahrung lehrt – auch in einem erheblichen Teil der Ärzteschaft – dürftig. Das gilt besonders im Vergleich zu dem allgemeinen Wissensstand über erste Maßnahmen bei traumatischen Unfällen, welche umfänglicher Gegenstand jeder Instruktion von Laien- und Pflegepersonen sind; z. B. gehören solche Kenntnisse zum Erwerb eines Kfz-Führerscheines. Zur Betätigung in einem modernen Haushalt mit seinen vielfältigen toxikologischen Gefährdungen wird eine analoge Schulung aber keineswegs vorausgesetzt. Sie gehört aber meiner Meinung nach zum obligaten Lehrstoff eines polytechnischen Unterrichts der Gegenwart, – für jeden Menschen unseres Zivilisationskreises und von Jugend an. Hier haben Lehrpläne und sozialhygienische Programme, Pädagogen und Gesetzgeber die Realitäten unserer Zeit unzulänglich respektiert.

Aus der Unsicherheit über *richtiges Handeln zur rechten Zeit* ergeben sich Verzögerungen im Einsatz zielgerichteter Maßnahmen. Die Kinder werden – unzulänglich oder gar nicht versorgt – von einer Behandlungsinstanz zur nächsten weitergeschoben; bis zu ihrem Eintreffen in einer sach-

verständigen Klinik kann so viel wertvolle Zeit verloren gegangen sein
(Abb. 3), daß aus einem zunächst gut zu beherrschenden toxikologischen
Unfall eine schwere Giftkrankheit geworden ist. Hier weist sich die Wichtigkeit eines gut ausgerüsteten Transport- und Nachrichtensystems aus, in
welchem ein dauernder Sprechkontakt die Übermittlung von Ratschlägen

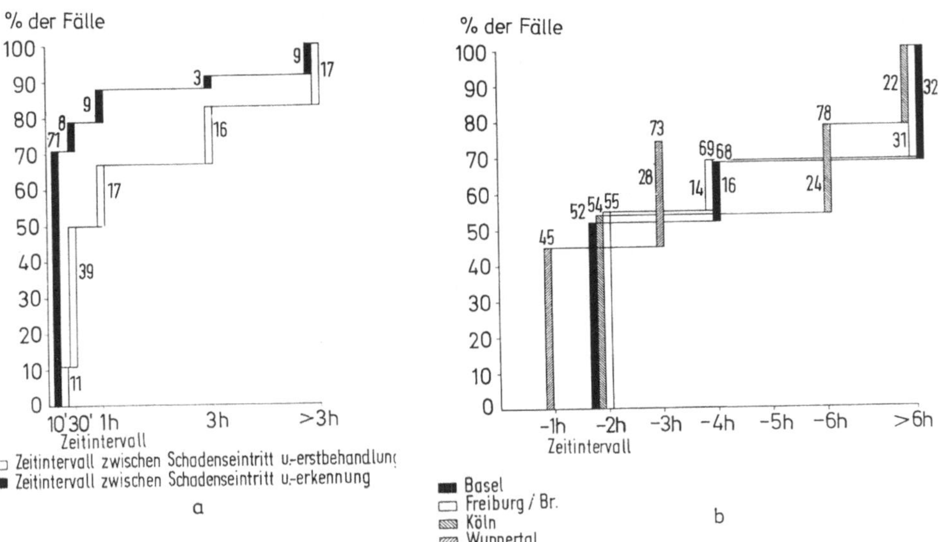

Abb. 3. a Zeitintervalle zwischen Eintritt eines Giftschadens, Erkennung und
Erstbehandlung bei 241 Kindern zwischen 0 bis inklusive 14 Jahren (Krankengut
der Univ. Kinderklinik Freiburg i. Br.). b Zeitintervall zwischen Eintritt eines
Giftschadens und Klinikaufnahme bei 893 Kindern zwischen 0 bis inklusive
14 Jahren (Beobachtungen der Kinderkliniken Basel, Freiburg i. Br., Köln,
Wuppertal). Aus: GÄDEKE, R.: Pädiatr. Fortbildg.kurse Vol. 20, 1, Karger-Basel/
New York 1967

und die Herbeiholung von anderen öffentlichen Hilfen (z. B. Polizei-Trans-
portschutz; Einschaltung der Polizei zur Ermittlung von wenig bekannten
und schlecht erreichbaren Herstellern von toxischen Handelsprodukten)
ebenso ermöglicht, wie er die Einweisung in die dem jeweiligen Falle
nächste, angemessene Behandlungsstätte erleichtert.

Wir sind von der Erfüllung dieser Forderungen noch weit entfernt.

Elternberatung bei akzidentellen Vergiftungen

Von **E. G. Krienke**

Aus der Städtischen Kinderklinik Charlottenburg, Berlin
(Ärztlicher Direktor: Prof. Dr. H. WIESENER)

Es ist einleuchtend, in einem dünn besiedelten Landstrich mit weiten
Wegen zum nächsten Arzt Eltern bei akzidentellen Vergiftungen telephonisch über erste Maßnahmen zu beraten. Ist das aber auch in der Großstadt
angebracht?

Wir bejahen diese Frage und möchten unseren Standpunkt an einem Beispiel erläutern:

Der 3jährige Knabe Rainer N. trank in einem unbewachten Augenblick
5 ml einer anilinhaltigen Wäschetinte. Die Mutter gab ihm Milch und legte
ihn zu Bett. Der Junge wurde schläfrig und bekam blaue Lippen und Ohren.
Sie versuchte den Hausarzt anzurufen, der aber nicht erreichbar war. Die
Mutter ging zur Apotheke, wo man ihr riet, die nächste Rettungsstelle aufzusuchen. Hier verwies man sie an eine Kinderklinik weiter.

Bei der Aufnahme war das Kind komatös und krampfte. Vom Trinken
der Wäschetinte bis zum Einsetzen der adäquaten Behandlung der Methämo-
globinämie waren über 2 Std vergangen.

Diese Zeit zu reduzieren, muß Anliegen einer Beratungsstelle sein. Seit
Bekanntwerden unserer Beratungsstelle auch in Laienkreisen erreichen uns
40,3 % der Anrufe in den ersten Minuten, 66,8 % innerhalb der ersten Stunde
nach dem Ingestionsunfall. Man hätte in diesem Beispiel verhindern können,
daß die Mutter Milch gab und damit die Resorption des Anilin förderte,
und ebenfalls wären die Umwege bis zum Aufsuchen der Kinderklinik
vermieden worden.

Seit 1963 haben wir 5018 Beratungen durchgeführt, davon zur Hälfte
bei Eltern, die uns direkt anriefen.

Wir konnten bei den bei uns stationär behandelten Kindern erreichen,
daß 60 % innerhalb der ersten Stunden nach dem Ingestionsunfall zur
Behandlung kamen, somit 25 % mehr innerhalb der ersten Stunde im Vergleich zu den Jahren 1948–1960.

Glücklicherweise ist die Zahl schwerer Vergiftungen bei Ingestionsunfällen der Kinder gering. Bei 64,6 % von 3268 Beratungen traten keine

Symptome auf; geringe Symptome zeigten 24,4%; schwere Vergiftungen wurden bei 10,6% der Kinder beobachtet; zu Todesfällen kam es in 0,4% der akzidentellen Vergiftungen.

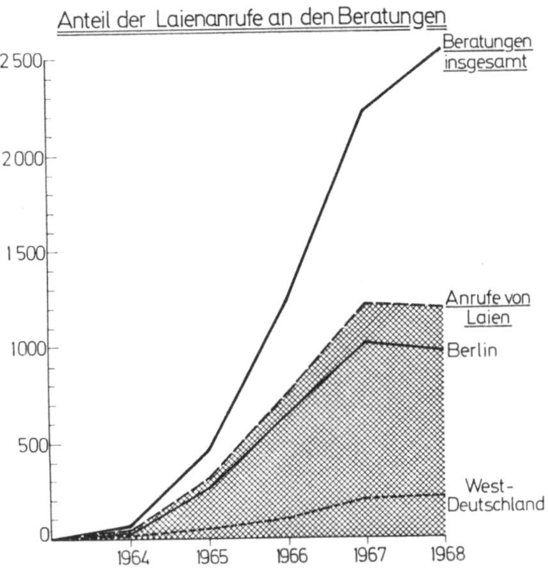

Abb. 1. Anteil der Laienanrufe an 5018 Beratungen der Beratungsstelle für Vergiftungserscheinungen im Kindesalter, Berlin, in den Jahren 1963–1968

Jeder Ingestionsunfall bringt Sorge, Unruhe, Angst und Selbstvorwürfe für die Familie mit sich. Wir können in einer Großzahl der Beratungen diese Sorgen zerstreuen. Wir halten es auch für der Mühe wert, nicht notwendige Magenspülungen bei harmlosen Ingestionsunfällen zu vermeiden.

Weiterhin streben wir an, die Kinder bei zu erwartenden schweren Vergiftungen nach den ersten Maßnahmen an ein Krankenhaus mit der nötigen Erfahrung und gegebenenfalls auch apparativen Voraussetzung zu verweisen.

Die Beratungen werden in unserer Klinik tagsüber von einer Kollegin durchgeführt, die ständig der Beratungsstelle zugeteilt ist. Nachts berät der jeweils diensthabende Arzt, dem die Unterlagen der Beratungsstelle zur Verfügung stehen.

Es ist wichtig, daß die Eltern zunächst den Arzt sprechen. Während dieser in den Unterlagen sich über Zusammensetzung und evtl. Folgen orientiert, kann die Sekretärin der Beratungsstelle Namen, Telefon und andere Angaben für den Vergiftungsbogen erfragen. Bei der Auswertung der Tonbandaufnahmen der Beratungen kommt klar heraus, daß die

Sicherheit des Beratenden von erheblicher Bedeutung für das weitere Verhalten der anrufenden Eltern ist. Besonders eklatant ist das, wenn Kinder von Kollegen einen Ingestionsunfall erleiden.

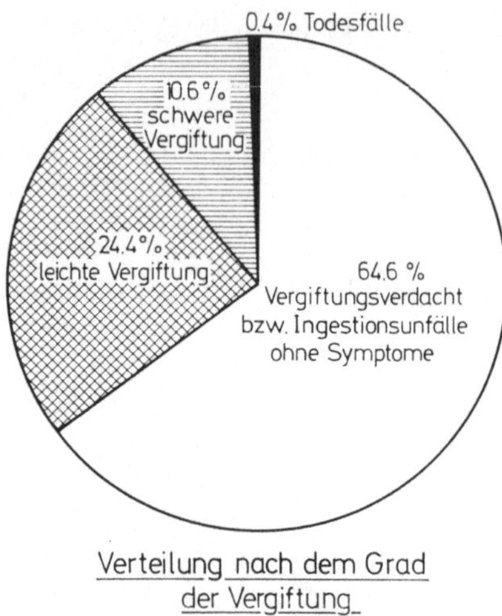

Abb. 2. Verteilung nach dem Grad der Vergiftung bei 3268 Beratungen der Beratungsstelle für Vergiftungserscheinungen im Kindesalter, Berlin, in den Jahren 1963–1967. *Leichte* (bis *mittelschwere*) *Vergiftungen*: Müdigkeit, Unwohlsein, Durchfälle, Erbrechen, Verätzungen, Schmerz, Fieber, Reflexveränderungen, Benommenheit. *Schwere Vergiftungen*ü Exsikkose, Hyperpyrexie, Kollaps, Coma

Die Möglichkeit, daß Laien uns anrufen, bringt zu 3 % Anfragen mit sich, die mit dem gesunden Menschenverstand beantwortet werden könnten. Ob eine Pilzportion, die schon tagelang aufbewahrt wurde, noch eßbar ist; ob bombierte Konserven fortzuwerfen sind u. ä. Die wörtliche Wiedergabe eines Anrufes mag verdeutlichen, daß bei einem Teil der telefonischen Auskünfte keine endgültige Klärung herbeizuführen ist.

Frau S. aus Berlin 47 ruft am 20. 5. 68 an: „Mein kleiner 12 Monate alter Junge hat in meiner Abwesenheit eine Flasche Bodenreiniger ausgekippt, hat mit seinen Händchen darin herumgepatscht und wahrscheinlich seine Händchen abgeleckt." Auf die Frage, wieviel er ungefähr getrunken haben könnte: „Nein, das kann ich leider nicht sagen, ich weiß auch nicht, ob er überhaupt etwas getrunken hat. Ich habe meine kleine Tochter gefragt, die anscheinend mit dabei war, sie meinte, er hätte etwas getrunken. Aber ich habe die Fragestellung etwas ungeschickt gewählt. Ich habe gefragt: „Hat er etwas getrunken?" und da hat sie mit „Ja" geantwortet. An und für sich antwortet sie bei solch einer Fragestellung meist mit „Ja", und ich kann mich also nicht darauf verlassen."

In einem solchen Fall werden wir zwar die Mutter beruhigen können, wegen der Ungewißheit der Einnahme aber vorschlagen, das Kind dem Hausarzt vorzustellen. Den Hausarzt bzw. die Klinik rufen wir an und geben die für eine mögliche Vergiftung wichtigen Bestandteile des eingenommenen Mittels bekannt, so daß auch hierdurch Zeitverlust vermieden werden und das Kind bereits bei seinem Eintreffen vom Arzt angesehen wird. Den Arzt bitten wir um einen epikritischen Bericht.

Die Beratung von Laien birgt eine große Verantwortung. Wir haben keineswegs das Ziel, den Hausarzt bei Vergiftungsunfällen auszuschalten – im Gegenteil, wir wollen ihm wie den ratsuchenden Eltern helfen, in möglichst kurzer Zeit orientiert zu sein und so schwere Vergiftungen zu verhindern. Bei Bagatellunfällen hoffen wir zudem, unnötige Maßnahmen zu vermeiden. Wenn die Beratungsstellen sich dieser Aufgabe unterziehen, so ist es notwendig, die Einrichtungen auch in Laienkreisen bekanntzumachen.

Zusammenfassung

Um die Zeit zwischen Giftaufnahme und Giftentfernung so kurz wie möglich zu halten, wird empfohlen, daß Giftinformationszentralen auch Eltern Auskünfte geben, wenn der Hausarzt nicht erreichbar ist. Bei weiten Wegen zum nächsten Arzt werden durch die telefonische Beratung der Eltern über erste Maßnahmen und Vororientierung des Arztes bzw. Krankenhauses Zeitverluste vermieden. In einem Teil der Ingestionsunfälle bei Kindern können die Sorgen der Familien zerstreut und bei harmlosen Stoffen unnötige Maßnahmen so auch Magenspülungen vermieden werden.

Summary

In order to reduce to a minimum the time lapse between the intake and the removal of poison it is important for "Poison Control Centers" to give advice to the parents in cases where the family doctor cannot be reached.

If the doctor is too far away to be reached quickly, the control-center can give advice by telephone concerning first aid. In a large number of ingestion accidents involving children the family's worries could be dispelled and in the case of harmless compounds unnecessary measures such as stomach-pumping could be avoided.

Zur Frage der Geschmackskorrigentien bei Medikamenten

Von **P. Emmrich**

Aus der Universitätskinderklinik Mainz
(Direktor: Prof. Dr. U. Köttgen)

Es ist bekannt, daß sich das Spektrum der kindlichen Vergiftungen in den letzten Jahren zu Gunsten der medikamentösen verlagert hat. Zwei Todesfälle, die wir an der Mainzer Kinderklinik zu verzeichnen hatten, waren durch Sekundalsaft bedingt.

Sekundal (Bromisovalerianylharnstoff und Bromdyäthylacetylcarbamid) wird gerne bei Schlafstörungen im Kindesalter rezeptiert. Es ist eine wohlschmeckende, braune Flüssigkeit, die an Schokolade erinnert. Bei beiden Kindern wurde die Gefährlichkeit völlig verkannt. So sagte z. B. ein Apotheker bei der Befragung durch einen Kriminalbeamten aus, daß die 30 ml, die das eine Kind getrunken hatte, völlig ungefährlich seien, während bei dem zweiten Kleinkind die Zeitspanne zwischen Einnahme des Sekundal und der Klinikaufnahme über 14 Stunden betrug und bereits eine hypoxische Schädigung des Gehirnes eingetreten war, die sich in einer fortschreitenden Autolyse bemerkbar machte.

Auch vom Truxalettensaft, durch den wir in den letzten Monaten eine stetig steigende Zahl von Vergiftungen sahen, muß man leider sagen, daß die Gefährlichkeit auch dieses Medikamentes ebenfalls nur unzureichend bekannt ist. So meinte ein Kollege, nachdem ein Kleinkind 65 ml Truxalettensaft getrunken hatte, die Mutter solle das Kind erst einmal ruhig schlafen lassen bevor sie in die Klinik gehe. Aus diesen Erfahrungen möchten wir an die pharmazeutische Industrie appellieren bei Deklaration dieser Präparate auf die Gefährlichkeit deutlich und gut leserlich hinzuweisen. Wir glauben, daß besondere Diskussionen notwendig sind über die Frage der Änderung oder gar Aufhebung der Geschmackskorrigentien, sobald es sich um Medikamente handelt, die bei Kindern toxisch wirken können, sind es doch keine Medikamente zur Dauerbehandlung, die dem Kind schmackhaft gemacht werden müssen.

Klinische und experimentelle Daten über hervorgerufene Intoxikation durch rektal gegebenes Amidazophen

Von **Gy. Ivády, L. Tuma, M. Kövesligety, Gy. Karika, P. Baranyay** und **Gy. Gorácz**

Aus dem Paul Heim-Kinderkrankenhaus und I. Lehrstuhl der Kinderheilkunde des Instituts für ärztliche Fortbildung und der II. Chirurgischen Klinik der Universität Budapest

Ich möchte Ihre Aufmerksamkeit auf die Gefahren der rektalen Verabreichung von Amidazophen lenken.

In der ersten Tabelle stellten wir 15 Säuglinge und Kleinkinder zusammen, die nach Verabreichung großer Dosen von Amidazophen an Krämpfen litten. Sie können daraus ersehen, daß die einmalige Dosierung mindesten 50 mg/kg oder darüber betrug.

Tabelle 1. *Konvulsion nach der toxischen Dosis von Amidazophen in supp.*

Nr.	Name	Alter	Gewicht	Amidazophen
1.	K. Sz.	3 M	5300 g	0,12 g/kg
2.	M. T.	5 M	6150 g	0,11 g/kg
3.	R. N.	5 J	17,5 kg	0,05 g/kg
4.	R. M.	8 M	8900 g	0,075 g/kg
5.	Zs. G.	20 M	10,70 kg	0,10 g/kg
6.	F. H.	3 M	5700 g	0,13 g/kg
7.	F. S.	6½ M	6800 g	0,10 g/kg
8.	I. F.	5 M	5500 g	0,16 g/kg
9.	G. K.	7 M	10,5 kg	0,07 g/kg
10.	E. U.	4 M	7000 g	0,20 g/kg
11.	L. B.	4 M	6100 g	0,10 g/kg
12.	A. T.	3 M	4750 g	0,13 g/kg
13.	G. Sch.	3 J	12,5 kg	0,05 g/kg
14.	F. L.	13 M	9000 g	0,07 g/kg
15.	S. S.	10 M	8000 g	0,08 g/kg

In Abbildung 1a sind 49 Säuglinge aufgeführt, welche an Fieber und Konvulsionen litten, wobei diese Kinder vor dem Auftreten des Krampfanfalls die gebräuchliche Amidazophendosis in Suppositorienform erhalten hatten. In dieser Gruppe fanden sich bei 36% ätiologische Momente, die schon von sich aus zu einem Krampfanfall führen konnten, wie Cerebralschäden und Rachitis.

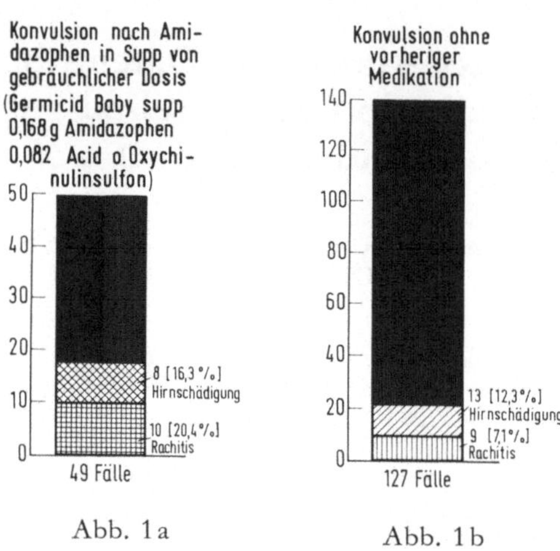

Abb. 1a

Abb. 1b

In Abbildung 1b sind 127 Beobachtungen aufgeführt, bei denen Fieber und Konvulsionen aufgetreten waren, ohne daß eine vorhergehende Amidazophenverabreichung stattgefunden hatte. In dieser Gruppe befanden sich lediglich bei 19% der Fälle ein ätiologisches Moment, welches allein für den Krampfanfall hätte verantwortlich gemacht werden können. Dieser Unterschied läßt vermuten, daß das selbst in üblicher Dosierung rektal verabreichte Amidazophen bei vorhandener Krampfbereitschaft Krämpfe präzipitieren kann.

Dieses Problem wurde im Tierversuch weiter untersucht. Es zeigte sich erstens, daß selbst hohe Amidazophendosen das Säurenbasengleichgewicht nicht stören.

Ferner untersuchten wir bei intoxikierten Säuglingen und an Hunden, denen man Amidazophen intravenös verabreicht hatte, im Blut den sog. Laves-Wert oder das Nukleotidphänomen, mit welchem man Störungen des ATP-Stoffwechsels erfassen kann.

Die Ergebnisse auf den Tabellen 2. und 3. zeigen uns durchwegs erhöhte Laves-Werte. Den durch Amidazophen ausgelösten hohen Laves-Wert kann man unserer Meinung nach mit einer transistorischen Enzymstörung im ATP-Stoffwechsel erklären.

Tabelle 2. *Laves-Wert im Blutserum der Säuglinge nach toxischer Dosis von Amidazophen in supp.*

1. G. K., 7 Monat 10 500 g Amid- azophen		2. F. L., 13 Monat 9000 g Amid- azophen		3. L. B., 4 Monat 6000 g Amid- azophen		4. A. T., 3 Monat 4750 g Amid- azophen	
0,08 g/kg		0,07 g/kg		0,10 g/kg		0,13 g/kg	
Zeit (Std)	Ext.	Zeit (Std)	Ext.	Zeit (Std)	Ext.	Zeit (Std)	Ext.
14	0,33	½	0,73	12	0,54	6	0,60
24	0,25	10	0,33	24	0,50	17	0,36
36	0,24	24	0,42	36	0,40	24	0,39
48		36	0,40	48	0,40	36	0,29
60	0,08	48	0,26	60	0,25	48	0,30
		60	0,29	84	0,23	60	0,16
		72	0,27	120	0,19	72	0,12
		96	0,06			84	0,16
						96	0,12
						108	0,06

Tabelle 3. *Laves-Wert im Blutserum des Hundes nach Amidazophen i. v.*

Nr.	Extinktionswerte Normal- Wert	¼ Std	½ Std	1 Std	2 Std	3 Std	4 Std	5 Std	Dosis (Amid. g/kg)	K.- Ge- wicht (kg)	Be- mer- kung
1.			0,35	0,45					0,10	9	
2.	0,16	0,78	0,72	0,85	0,84				0,10	9	Krämpfe am Ende d. Ein- sprit- zung
3.	0,01	0,96	0,53	0,48	0,51	0,51	0,52		0,10	9	
4.	0,00	0,46	0,32	0,29	0,26		0,16	0,04	0,05	8	
5.	0,00	0,22	0,31	0,13	0,06				0,02	8	

IIc. Erfahrungen bei Alkoholvergiftung

Vorsitz: Prof. Dr. **H. Brugsch** (Berlin)
Prof. Dr. **R. Gädeke** (Freiburg i. Br.)

Die Erstversorgung bei Alkoholintoxikationen

Von **F. W. Ahnefeld** und **W. Franke**

Aus der Abteilung für Anaesthesiologie der Universität Ulm
(Leiter: Prof. Dr. F. W. AHNEFELD)

Die Alkoholvergiftung stellt die für den Patienten zunächst angenehmste, daher wohl auch am meisten verbreitete Art einer Intoxikation dar. Nach STARKENSTEIN haben wir 4 Stadien, das excitative, hypnotische, narkotische und asphyktische zu unterscheiden. Eine Differenzierung, insbesondere zwischen dem 2. und 3. Stadium ist selbst durch einen Arzt während der Erstversorgung praktisch unmöglich. Unhaltbar erscheint uns daher die in fast allen Publikationen anzutreffende Feststellung, daß ärztliche Maßnahmen nur im 3. und 4. Stadium erforderlich werden (MOESCHLIN u. a.). Während bei jedem anderen Vergifteten unabhängig vom Stadium der gewollt oder ungewollt hervorgerufenen Intoxikation sofort ärztliche Hilfe angefordert und damit automatisch eine Einweisung in die nächste Klinik, unter Anwendung lebensrettender Maßnahmen angeordnet wird, befindet sich ein durch Alkohol Vergifteter von vorneherein in einer Ausnahmesituation, obwohl es dafür, toxikologisch betrachtet, keinen Grund gibt. Das trifft nicht nur für den Ort des Geschehens, sondern auch für die Klinik zu. Der Laie, die Polizei, das Pflegepersonal evtl. auch der Arzt werden durch das fast unabänderliche, aber aufgrund eines einzigen Kriteriums, nämlich des Alkoholgeruches gefällte Urteil zum ersten Glied der thanatogenetisch wichtigen Seitenkette. Lebensbedrohliche akute Erkrankungen oder Vergiftungen, bei denen der Alkohol eine Nebenrolle spielt, werden übersehen, oder aber die Verstärkung der Intoxikation durch weitere Resorption nicht bedacht.

Für die Erstversorgung einer Alkoholvergiftung gelten ausnahmslos die Grundsätze wie für jede andere Intoxikation. Der Laienhelfer und der Arzt müssen auch bei dieser Art der Vergiftung alle Maßnahmen anwenden, die geeignet sind, die vitalen Funktionen zu erhalten. Eine eigentliche Therapie ist nur in der Klinik möglich. Bereits für die Erstversorgung haben wir zu unterscheiden zwischen den durch Alkohol induzierten Symptomen und den eigentlichen Anzeichen der Intoxikation. Eine Sonderstellung nimmt dabei der pathologische Rausch ein. Während der Phase der Erstversorgung spielt die übersteigerte Exzitation eine wichtige Rolle. Sie beginnt harmlos wie in der Ballade des Börris von Münchhausen: „Er sang nicht schön, aber er sang laut, das Zelttuch bebte am Phale und hatte das Lied nur einen Vers, er sang es unzählige Male." Sie endet mit Gewalttätigkeiten. Allein um zusätzliche Gefahren für den Betroffenen und die Umgebung abzuwenden ist ärztliches Eingreifen notwendig.

Von juristischer Seite (Kohlhaas) wurden wir davor gewarnt, bei einem nicht klar definierten lebensbedrohlichen Zustand ohne Einverständnis des Patienten sedierend oder emetisch wirkende Medikamente anzuwenden. Hier stimmen die Auslegung des Gesetzes und die Praxis nicht überein. Es wird uns Strafe angedroht, falls wir aus medizinischer Sicht frühzeitig und somit rechtzeitig handeln, wir werden andererseits sicher bestraft, falls wir, dann nach juristischen Maßstäben, zu spät eingreifen.

In zahlreichen Publikationen wird auf die Gefahren des Synergismus fast aller sedierender Mittel mit Alkohol hingewiesen. Für jedes Medikament werden Todesfälle zitiert, schließlich wird größte Zurückhaltung angeraten. Die Frage, was während der Erstversorgung getan werden soll, um die mit einfachen Mitteln nicht mehr beeinflußbaren Exzitationen zu beseitigen, bleibt offen. Wir halten es nicht für vertretbar, etwa in gerichtsärztlichen Gutachten basierend auf Tierversuchen oder bekannten Todesfällen das Vorgehen eines erstbehandelnden Arztes zu verurteilen ohne gleichzeitig eine gültige Empfehlung aufzustellen und klar zu sagen, was in diesen Fällen getan werden soll oder darf.

Der medizinische Beirat des Sanitäts- und Gesundheitswesens wurde gebeten, diese Frage zu erörtern, da etwa 60 % der bei der Bundeswehr disziplinargerichtlich verfolgten Vergehen wegen Ungehorsams und tätlicher Angriffe unter Alkoholeinwirkung begangen wurden. An dieser Erörterung beteiligten sich die Vertreter der verschiedenen Fachgebiete, wie der Toxikologie, Inneren Medizin, Psychiatrie, Gerichtsmedizin und Anaesthesie.

Im folgenden möchten wir die wichtigsten Punkte der Empfehlung dieses Gremiums besprechen und zur Diskussion stellen.

1. Die psychologische Einstellung zum alkoholberauschten Menschen bedarf dringend einer Korrektur. Der Betrunkene ist nicht ein Asozialer, der Strafe verdient, sondern ein unter Einwirkung eines Giftes stehender Kranker, der wie jeder andere Kranke bzw. Vergiftete der dringenden Hilfe bedarf.

2. Auslösende Ursache für eine gesteigerte Exzitation sind häufig das Auftreten Vorgesetzter oder die Demonstration der Staatsgewalt, insbesondere Uniformen gleich welcher Art. Durch Befehle werden unterdrückte und freigesetzte exzitative Reaktionen nicht beseitigt, sondern verstärkt. Jede Provokation steigert die Erregung.

In der Ausbildung der Laienhelfer, des medizinischen Hilfspersonals, aber auch der Ärzte sind deshalb folgende Gesichtspunkte zu berücksichtigen:

a) Der Alkoholisierte befindet sich in einer krankhaften Ausnahmesituation. Er bedarf in Abhängigkeit vom Stadium der Alkoholintoxikation einer seiner speziellen Situation angepaßten Kontaktaufnahme oder lebensrettender Sofortmaßnahmen.

b) Bei abnormen Reaktionen trotz geringen Alkoholkonsums, bei zusätzlichen Verletzungen oder bei einer Einschränkung des Bewußtseins muß eine ärztliche Untersuchung gefordert werden, um den augenblicklichen Zustand zu definieren, andere auslösende oder mitwirkende Ursachen (z. B. Schädel-Hirnverletzungen, Apoplexien, Vergiftungen anderer Art, usw.) auszuschließen und das weitere Vorgehen festzulegen. In jedem Falle ist eine ausreichende Überwachung bis zum Abklingen der Intoxikation durch entsprechend ausgebildetes Personal sicherzustellen. Eine Verstärkung der Intoxikation, nicht voraussehbare synergistische Wirkungen verabreichter Medikamente oder postalkoholische Depressionen verbieten die Einweisung des Betrunkenen in eine Arrestzelle.

c) Bei exzitierten Betrunkenen muß unter Beachtung der genannten Regeln versucht werden, zusätzliche Gefahren abzuwenden. In Ausnahmefällen darf hierfür auch einfache Gewalt angewendet werden, die aber nie in Mißhandlungen ausarten darf.

d) Bei exzitierten, durch die genannten Maßnahmen nicht zu beruhigenden, ärztlich zu versorgenden Patienten ist die Anwendung von Barbituraten, Narkotica, Neuroleptica, Scopolamin, Opiaten und Phenothiazinderivaten abzulehnen. Die Infusion von Distraneurin ist bei einer akuten Intoxikation kontraindiziert (DEGKWITZ, Deutsche Arzneimittel-Komission). Der Effekt von Lävulose-Infusionen blieb umstritten (MOESCHLIN, LANG). Vitamin B 6 zeigte keine überzeugende Wirkung (MOESCHLIN). Die nach VON CLARMANN und HALMAGYI und aufgrund eigener Beobachtungen ausgezeichnete Wirkung von Apomorphin in Kombination mit Novadral muß der Klinik oder zumindest einem in dieser Methode erfahrenen Arzt vorbehalten bleiben.

Welche Möglichkeiten stehen nach dieser Liste der Verbote und Einschränkungen noch zu Verfügung? DEGKWITZ empfiehlt aufgrund eigener großer Erfahrungen 5 ml Coramin i.v. Unter dieser Medikation soll der randalierende Betrunkene aufklaren und die Exzitation abklingen. Wir verfügen über keine eigenen Beobachtungen mit dieser Therapie. Basierend auf den Empfehlungen von MOESCHLIN, der die gewünschte Ruhigstellung mit einer intravenösen Verabreichung von 100 mg Librium ohne bedrohliche Nebenwirkungen erreichte, haben wir 10 mg Valium mit evtl. einmaliger Wiederholungsdosis bei stark exzitierten, unter Alkoholeinwirkung stehenden Patienten mit gleichbleibend guten Erfolgen angewandt. Unter der bereits genannten Voraussetzung der ununterbrochenen Überwachung glauben wir, diese Mittel ohne Einschränkung als derzeitige Therapie der Wahl empfehlen zu können.

Zusammenfassend dürfen wir feststellen, daß die Alkoholintoxikation eine Erstversorgung erfordert, die sich von der für jede andere Vergiftung gültigen nicht unterscheidet. Zusätzliche Probleme entstehen durch die besondere Ausnahmesituation, die der Betrunkene einnimmt. Eine intensive Aufklärung und Ausbildung sind zu fordern. Spezielle allgemeine und therapeutische Maßnahmen zur Ruhigstellung des exzitierten Betrunkenen haben wir wegen der besonderen Bedeutung für die ärztliche Erstversorgung in den Vordergrund gestellt, und bitten, sie als Diskussionsgrundlage für eine dringend benötigte Empfehlung aufzufassen.

Literatur

BAUR, H. u. M. v. CLARMANN: Vergiftungen. Über den Arztkoffer. Almanach ärztl. Fortbildung 153–157 (1959).

BONNER, K., M. HALMAGYI, M. MADJIDI u. H. RAPP: Die Behandlung der akuten Alkoholvergiftung. Ärzteblatt Rheinland-Pfalz **16/8**, 371–374 (1963).

v. CLARMANN, M.: Ärztliche Erst- und Nothilfe bei akuten Vergiftungen. Therapiewoche **9**, 354–365 (1963.)

— Soforttherapie akuter Vergiftungen beim Kind und Erwachsenen. Ärztl. Fortbildung **15**, 17–21 (1965).

DEGKWITZ, R.: Ist Distraneurin zur Behandlung akuter Alkoholintoxikationen geeignet? Dtsch. Ärztebl. **12**, 685 (1968).

KOHLHAAS, M.: Zwangsbehandlung Betrunkener. Dtsch. med. Wschr., Jg. 90, **18**, 842–844 (1965).

MOESCHLIN, S.: Klinik und Therapie der Vergiftungen. Stuttgart: Thieme 1964.

STARKENSTEIN, E.: Lehrbuch der Pharmakologie und Toxikologie. Leipzig: Verlag F. Deuticke 1938.

Wissenschaftlicher Beirat für das Sanitäts- und Gesundheitswesen beim Bundesminister der Verteidigung, 5. Vollversammlung, 27. 10. 67.

Erfahrungen bei der Behandlung von 300 akut Alkoholvergifteten

Von **C. Dortmann, F. Fischer, M. Halmágyi, H. Israng** und **N. Lustenberger**

Aus dem Institut für Anaesthesiologie (Direktor: Prof. Dr. R. FREY) und dem Institut für Gerichtliche Medizin (Direktor: Prof. Dr. H. LEITHOFF) der Universität Mainz

Wie in anderen Ländern nimmt auch in Deutschland in den letzten Jahren der Verbrauch alkoholischer Getränke ständig zu. Nach amerikanischen Statistiken steht die Alkoholvergiftung als Todesursache bei den Intoxikationen an zweiter Stelle.

Dabei führen vorwiegend konzentrierte alkoholische Getränke zu den letalen Intoxikationen.

Obwohl die einzelnen Individuen gegenüber Alkohol wie auch gegenüber anderen Giften verschieden empfindlich reagieren, zeigen die klinischen Symptome der Störungen des Zentralnervensystems jedoch eine direkte Abhängigkeit von der Blutalkoholkonzentration.

Der Alkoholvergiftete durchläuft, wie wir wissen, sämtliche Stadien der Narkose. Im Vergleich zur Äthernarkose bestehen jedoch grundlegende Unterschiede im zeitlichen Ablauf. Dies wird durch die Darstellung von HAUSCHILD schematisch veranschaulicht (Abb. 1). Das Exzitationsstadium ist bei Alkohol deutlich verlängert. Die Vollnarkose dagegen ist kurz und kann unmittelbar zum Tode führen. Die Todesursachen bilden Atemlähmung sowie Herz-Kreislaufversagen.

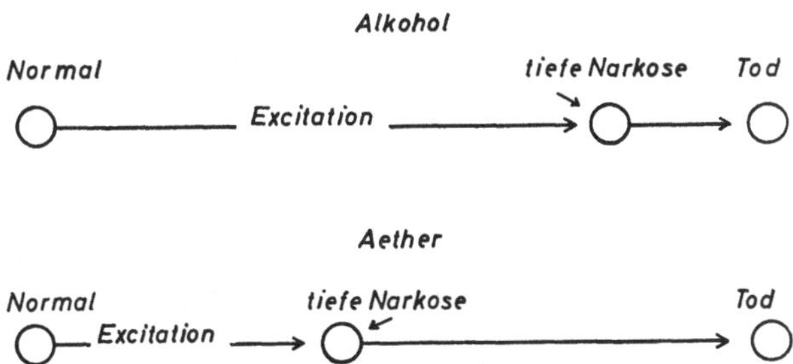

Abb. 1. Schematischer Vergleich der Alkohol- und Ätherwirkung nach HAUSCHILD.

Durch Medikamente oder Infusionen ist die konstante Verbrennung des Alkohols im Körper nur schwer, wenn überhaupt, beeinflußbar. Daraus ergibt sich zwangsläufig, daß die Behandlung akut Alkoholvergifteter vorwiegend nur symptomatisch und prophylaktisch sein kann. Die erste Hilfe muß (neben evtl. erforderlichen Sofortmaßnahmen zur Unterstützung von Atmung und Kreislauf bei schwersten Vergiftungszuständen) die weitere Resorption des Alkohols aus dem Magen-Darm-Kanal verhindern und der atem- und kreislaufhemmenden Wirkung des Alkohols entgegenwirken.

Gipfelpunkte des Alkoholkonsums mit einem Massenanfall von Volltrunkenen sind bekanntlich Volksfeste. In den Jahren 1962–1968 haben wir im Karneval bei insgesamt 339 akut Alkoholvergifteten erste Hilfe geleistet. Die *Behandlung* bestand – einem Vorschlag von Herrn von Clarmann folgend – in der intramuskulären Injektion von Apomorphin und Novadral in einer Dosis von je 5 mg. 7 Jugendliche unter 18 Jahren, 3 Frauen sowie 7 männliche Erwachsene erhielten wegen der Aufnahme einer nur geringen Alkoholmenge lediglich das Kreislaufmittel Novadral.

Das Gesamt-Krankengut und die Aufnahmebefunde von 244 ausgewerteten Fällen sind in Abbildung 2 zusammengestellt. Danach haben wir 234 Männer, 46 Frauen und 59 Jugendliche unter 18 Jahren behandelt. Bei der Aufnahme lagen die durchschnittlichen Werte des Blutdruckes bei 130/70 mmHg, die Pulsfrequenz bei 85/min und die Atemfrequenz bei 15/min. Die neurologische Untersuchung erfaßte Bewußtseinslage, Orientierung, Motorik, Form und Weite der Pupillen, sowie Reflexe auf Licht, Cornealreflex, Sehnenreflex, Schluckreflex und das Ausmaß der retrograden Amnesie. Die Symptome der Störungen des Zentralnervensystems ließen erkennen, daß die Patienten sich in dem Stadium der Volltrunkenheit, d. h. im tieferen Exzitationsstadium befanden.

Anzahl und Altersverteilung der in den Jahren 1962–68 behandelten Alkoholvergiftungen.

Gesamt	Männer	Frauen	Jugendliche < 18 J.
339	234	46	59

Aufnahmebefund (bei 244 Patienten)

Blutdruck in mm/Hg	syst.	113	70 180	*Symptome des ZNS* Gestörte Stellreflexe
	diast.	71	40 110	Gangstörung, Torkeln Verwirrtheit
Puls Zahl/min		85	60 132	Örtliche und zeitliche Desorientiertheit
Atmung Zahl/min		15	8 20	Schwinden der Ansprechbarkeit noch erhaltene Reflexe

Abb. 2. Krankengut und Aufnahmebefunde

Alle Patienten erbrachen 3–5 min nach der Injektion von Apomorphin und Novadral. Blutdruckabfall oder Aspiration traten nicht auf. Einnässen oder Einkoten war in 8 Fällen zu beobachten.

Ergebnisse und Komplikationen (von 244 ausgewerteten Patienten)

Behandlung		Zahl d. Personen	Erbrechen	RR-Abfall	Aspiration	Einnässen u. Einkoten
Apomorphin + Novadral	5 mg 5 mg i.m.	227	227	0	0	5
Novadral	5 mg i.m.	17	10	0	0	3

Durchschnittliche Alkoholkonzentrationen

Zahl d. Personen	Aufnahme $^0/_{00}$	Entlassung $^0/_{00}$	Liegezeit in min	Abnahme $^0/_{00}$ pro Std	Zunahme $^0/_{00}$ pro Std
36	1,96 $\begin{array}{c}0,91\\3,38\end{array}$	1,61 $\begin{array}{c}0,85\\2,70\end{array}$	184 $\begin{array}{c}100\\420\end{array}$	0,133	—

Abb. 3. Ergebnisse und Komplikationen, Ergebnisse der Alkoholbestimmung (ADH)

Die Bestimmung der Blutalkoholkonzentration wurde über 3 Std in halbstündigen Abständen an insgesamt 36 Patienten vorgenommen. Die Resultate der Blutalkoholbestimmung mit der ADH-Methode sind in Abbildung 3

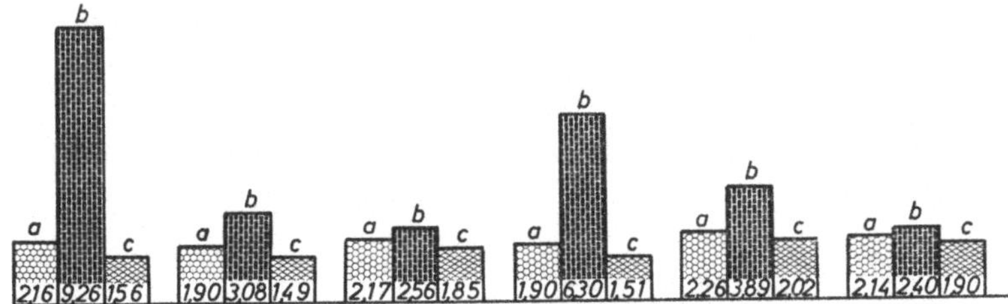

Abb. 4. Alkoholkonzentration in Blut und Mageninhalt bei 6 Personen

dargestellt: der Durchschnittswert betrug bei Aufnahme 1,96 $^0/_{00}$ und bei der Entlassung 1,61 $^0/_{00}$. Bei einer durchschnittlichen Liegezeit von 184 min entspricht dieser Konzentrationsabfall einer stündlichen Abnahme von 0,13 $^0/_{00}$ im Blut, d. h. der Normalverbrennung des Blutalkohols im Körper. Bei keiner der untersuchten Personen war im Blut eine Zunahme der Alkoholkonzentration zu registrieren. Die beiden letztgenannten Tatsachen lassen vermuten, daß nach der Therapie keine weitere wesentliche Alkoholresorption aus dem Magen-Darm-Trakt erfolgte.

Zusammenfassung

Bei 227 unserer 339 Alkoholvergifteten haben wir eine symptomatische und prophylaktische Therapie mittels intramuskulärer Applikation von Apomorphin und Novadral in Dosen von je 5 mg durchgeführt.

Diese Behandlung führte zu einer restlosen Entleerung des Magens und Duodenums. Die Anwendung dieser Therapie muß möglichst frühzeitig erfolgen. Bei einer tiefen Narkose verbietet sich die Gabe von Emetica.

Die Betreuung der Patienten bis zu einer vollständigen Nüchternheit war ohne Einwilligung aus juristischen Gründen nicht möglich und nach Abwendung der drohenden Lebensgefahr aus medizinischen Gründen nicht unbedingt erforderlich. Alle Patienten konnten nach der Behandlung ohne Gefahr für sich und die Umgebung nach Hause transportiert werden.

Literatur

1. Baur, H.: Der bewußtlose Patient mit exogener Intoxikation. Ärztl. Fortbildung 5, 243–248 (1955).
2. — u. M. v. Clarmann: Vergiftungen (Fortschritte in der Erkennung und Behandlung). Wiener med. Wschr. **106**, 1052–1062 (1956).
3. Bonner, K., M. Halmagyi, A. Madjiddi u. H. Rapp: Die Behandlung der akuten Alkoholvergiftung. Ärzteblatt Rheinland-Pfalz **16**, 371–374 (1963).
4. Frey, R., W. Hügin u. O. Mayrhofer: Lehrbuch der Anaesthesiologie. Springer: Berlin-Göttingen-Heidelberg 1955.
5. Harger, R. N., and R. B. Forney: Aliphatic Alcohols. Progress in chemical toxicology 1, 53–124. New York, London: Academic Press 1963.
6. Hauschild, F.: Pharmakologie und Grundlagen der Toxikologie. Leipzig: Georg-Thieme-Verlag 1960.
7. Lereboullet, J., et R. Lehne: Absorption et diffusion de l'alcool. Rev. Prat. **14**, 377–389 (1964).
8. Pluvinage, R.: L'action de l'alcool sur le systéme nerveux. Rev. Prat. **14**, 399–407 (1964).

III. Organisation von Entgiftungszentralen

Panel-Diskussion: Internationale Erfahrungen

Vorsitz: Prof. Dr. **G. A. Neuhaus** (Berlin)
Prof. Dr. **E. Nilsson** (Lund)

Erfahrungen einer Giftauskunftsstelle

Von **F. Borbély**

Aus dem Toxikologischen Informationszentrum
am Gerichtlich-Medizinischen Institut der Universität Zürich
(Leiter: Prof. Dr. med. F. BORBÉLY)

Über die Tätigkeit des *Schweizerischen Toxikologischen Informationszentrums*
haben wir ausführlich in 2 Veröffentlichungen [1, 2] berichtet, so daß wir
uns auf einige wenige Kommentare beschränken dürfen. Vor allem wollen
wir Probleme erwähnen, die sich bei unserer Tätigkeit täglich aufdrängen.

Unser 1966 als private Institution gegründetes Zentrum ist nur eine
Auskunftsstelle, die bei akuten Vergiftungen die adäquate Behandlung zwar
empfiehlt, diese aber selber nicht durchführt. 3 ständige und etwa 10 Week-
end- und Nachtärzte halten mit Hilfe eines 4köpfigen Sekretariates den
24-Stundenbetrieb aufrecht. Nach unserer Schätzung ereignen sich in der
Schweiz jährlich wenigstens 2 akute Vergiftungen pro 1000 Personen und
in etwa der Hälfte dieser Fälle wird das Zentrum angefragt. Die Ausgaben
zusammengerechnet ergeben, daß uns eine Auskunft etwa Schweizerfran-
ken 50,— kostet; diese werden aber kostenlos erteilt.

Zu Beginn unserer Tätigkeit empfanden wir die Tatsache, daß wir keine
Behandlung vornehmen können, als Mangel. Heute - nach Beantwortung von
über 10000 Notfallanrufen - wissen wir, daß für eine Population von 6000000
Menschen, die auf einer oft gebirgigen Bodenfläche von etwa 41000 Quadrat-
kilometern angesiedelt ist und wo die Transportmöglichkeiten nicht selten recht
schwierig sind, ein einziges Behandlungszentrum den Bedürfnissen nicht gerecht
würde. Wir brauchen eine Reihe strategisch richtiger placierter Behandlungszentren und wir betrachten unsere 140 größeren Spitäler als potentielle Behandlungszentren. Die toxikologische Bereitschaft dieser Spitäler ist ungleich. An
erster Stelle stehen Spitäler mit einer *Reanimationsabteilung*, an zweiter solche mit
einer *Anaesthesieabteilung* und an dritter diejenigen, die wenigstens über einen
Anaesthesiologen verfügen. Eine Landkarte, auf der sämtliche Spitäler nach ihrer
Bereitschaft markiert sind, orientiert uns, welches nächstgelegene Spital die notwendige Therapie durchzuführen vermag.

Wir betrachten also eine Reihe von Spitälern als unsere Behandlungsstellen und, was vielleicht noch wichtiger ist, eine Reihe von praktischen
Ärzten und Spitälern betrachtet uns als ihre eigenen *Konsiliarärzte*. Sie rufen
uns jederzeit an, nehmen während der Behandlung mit uns Rücksprache

und verständigen uns ausführlich über den Verlauf einer Vergiftung. So verfügen wir heute über etwa 10 000 ausführliche Berichte. Dieses Material erlaubt uns nicht nur die Wirksamkeit unserer Empfehlungen zu kontrollieren, sondern dient dazu, unsere Vorstellungen über das Wirkungsspektrum, die quantitative Toxicität und die Latenzzeit der Noxen ständig zu ergänzen. Nur anhand dieser 3 empirisch humantoxikologischen Begriffe sind wir fähig, eine adäquate Therapie zu empfehlen, wobei uns als Grundsatz dient:

keine Therapie bei Aufnahme von subtoxischen Mengen oder Konzentrationen;

prophylaktische Therapie in der symptomfreien Latenzperiode der Vergiftung;

kurative Therapie bei manifester Vergiftung.

Der Arzt oder das Spital führt die Behandlung des Patienten auf eigene Verantwortung durch, doch tragen wir für unsere Empfehlungen die volle moralische Verantwortung. Die größte Verantwortung lastet auf dem Zentrum, wenn wir den Vorfall als harmlos beurteilen und daher *keine Behandlung* empfehlen. Diese Antwort wagen wir in folgenden Fällen zu geben:

1. Latenzzeit nicht überschritten, Noxe und aufgenommene Menge derselben bekannt, die Menge ist niedriger als ein Zwanzigstel der Letaldose. Dies ist eine sehr vorsichtige Beurteilung; trotzdem sind wir bei Stoffen, bei welchen nicht die tödliche Wirkung, sondern die Defektheilung im Vordergrund steht, noch vorsichtiger.

2. Wenn die Latenzzeit weit überschritten ist und die aufgenommene Menge weniger als die Hälfte der Letaldosis ausmacht.

3. Wenn die Latenzzeit weit überschritten ist, die aufgenommene Menge aber nicht bekannt ist, nur dann wenn die LD_{50} höher ist als 500 mg/kg Körpergewicht, (also in die erste oder zweite Toxicitätsklasse nach Hodge u. Sterner [3] gehört).

Unter Berücksichtigung dieser Vorsichtsmaßnahmen haben wir in der ersten Tausender-Serie der Anrufe in 7% und in der fünften Tausender-Serie in 12% der Fälle keine Therapie empfohlen, wobei der Verlauf diese Empfehlungen bestätigt hat. Nach Auswertung unserer Erfahrungen hoffen wir die Zahl solcher Empfehlungen noch weiter erhöhen zu können.

Bei allen anderen symptomlosen Fällen empfehlen wir eine *prophylaktische Therapie*. Systematisch wirksame Stoffe brauchen eine Frist, bis sie am Wirkungsort die notwendige Konzentration erreichen. Wir versuchen, schon in der symptomfreien Latenzperiode die Konzentration des Wirkstoffes am Erfolgsort unter der toxischen Schwelle zu halten bzw. die toxische Schwelle am Erfolgsort zu erhöhen. Gelingt es uns, nach Aufnahme von toxischen Mengen die Manifestation der Vergiftung vollständig zu verhindern, dann betrachten wir die prophylaktische Therapie als erfolgreich; bei Abschwächung der voraussichtlichen toxischen Manifestationen sprechen wir von relativem Erfolg. Die prophylaktische Therapie richtet sich nach der Noxe und nach der aufgenommenen Menge derselben. Wurde die Letaldosis oder eine mehrfache derselben aufgenommen, so werden wir eine intensive prophylaktische Therapie empfehlen.

Bei manifester Vergiftung muß die *kurative Behandlung* erfolgen. Bevor wir aber energische Behandlungen empfehlen, versuchen wir zu beurteilen, ob die Symptome dem *Wirkungsspektrum* der aufgenommenen Noxe entsprechen oder nicht. Bei vielen Patienten war dies nicht der Fall, es handelte sich um nichttoxische, banale Genese der Krankheit. Um differentialdiagnostische Erwägungen zu fördern, tragen wir die Symptome der Vergiftungen auf Lochkarten ein. Diese Karteikarten können nach dem Lichtkanalprinzip ausgewertet werden und haben uns bei der Identifizierung von unbekannten Noxen oft gute Dienste geleistet. Die kurative Therapie entspricht den Überlegungen, die wir bei der prophylaktischen Therapie erwähnt haben. Darüber hinaus müssen in solchen Fällen die gestörten oder fehlenden *Grundfunktionen* durch geeignete Methoden ersetzt werden.

Für die Entscheidung, keine, prophylaktische oder kurative Therapie, ist also die Kenntnis der Noxe, ihrer qualitativen und quantitativen Toxicität und ihrer Latenzzeit notwendig. Wir wollen diese 3 Grundbegriffe etwas näher anschauen.

Die *Kenntnis der Noxe* bedeutet vorerst die Kenntnis ihrer physikalischen und chemischen Eigenschaften; darüber hinaus die Kenntnis ihres Wirkungsspektrums und ihrer quantitativen Toxicität bei verschiedenen Aufnahmewegen, sowie die Latenzzeit, ebenfalls bei verschiedenen Aufnahmewegen. Wir wollen nicht verheimlichen, daß unsere diesbezüglichen Informationen noch lückenhaft sind.

Die *chemische Zusammensetzung* von etwa 40 000 in der Schweiz erhältlichen Handelspräparaten mit Phantasienamen haben wird durch die freiwillige Hilfe der chemischen Fabriken und Importfirmen abgeklärt – wir besitzen heute etwa 40 000 Karteikarten –. Bei Meldung der Aufnahme eines unbekannten Handelspräparates erkundigen wir uns über dessen Zusammensetzung telephonisch im In- und Ausland. Schwierigkeiten bereiten uns ausländische Präparate, die durch Touristen oder Gastarbeiter in die Schweiz gebracht werden. Die chemisch-analytische Bestimmung eines unbekannten Präparates oder die botanische Bestimmung einer unbekannten Pflanze binnen nützlicher Frist ist nur selten durchführbar.

Das *Wirkungsspektrum* einer Noxe ist uns in vielen Fällen nur aus Tierversuchen bekannt; wir werten unser Rückinformationsmaterial hinsichtlich humantoxikologischem Wirkungsspektrum aus.

Die *quantitative Toxicität* ist ebenfalls in vielen Fällen nur aus Tierversuchen bekannt; solche Angaben haben für den Menschen leider nur einen orientierenden Wert. Für unsere Auskunftsstelle ist nur – ein aus der Mode gekommener Begriff – *die minimale Letaldosis* für Menschen in verschiedenem Alter brauchbar. Wir versuchen diese Werte aus eigener und fremder Kasuistik so weit als möglich zu erfassen. Diese Arbeit ist durch den Umstand erschwert, daß die Angaben über die aufgenommenen Mengen oft ungenau oder nicht eruierbar sind.

Die *symptomfreie Latenzzeit* versuchen wir anhand fremder und eigener Kasuistik abzuklären. Besonders bei den Nahrungsmittelvergiftungen ist es uns gelungen, eine brauchbare Liste [4] zu erstellen.

Wir haben versucht, unsere therapeutischen Empfehlungen retrospektiv hinsichtlich Frequenz und hinsichtlich ihrer prophylaktischen und kurativen Bedeutung zu erfassen.

Wenn wir diejenigen Maßnahmen, die bei systemisch wirkenden Stoffen zwecks Hemmung oder Verhinderung der Resorption verwendet werden, als *Dekontamination* bezeichnen, so können wir sagen, daß dieser Eingriff auch heute noch die häufigste und wirksamste Therapie bei akuten Vergiftungen darstellt. In etwa 90 % haben wir diese Maßnahme empfohlen und in etwa 90 % dieser Fälle handelte es sich um prophylaktische Therapie. Je früher die Dekontamination durchgeführt wird, um so größer ist ihre Wirksamkeit. In Notfällen empfehlen wir schon dem Laien solche Methoden, und vom praktizierenden Arzt erwarten wir, daß er die Dekontamination noch vor der Hospitalisierung durchführt.

Unsere zweithäufigste Empfehlung ist die *Abschirmung gegen sekundäre Infektionen* mittels Antibiotica. Im Gegensatz zur konventionellen Meinung empfehlen wir diese Abschirmung prophylaktisch – auch auf die Gefahr hin, daß man uns der Polypragmasie beschuldigt –, also nicht erst bei Anzeichen einer Aspirationspneumonie oder anderer Manifestationen einer Infektion. In Fällen, in denen diese Therapie rechtzeitig durchgeführt wurde, sahen wir in der Tat kaum sekundäre Infektionen, in den Fällen, wo keine Abschirmung erfolgte, häuften sich solche Komplikationen.

An dritter Stelle unserer Empfehlungen figuriert die *Verhütung und Bekämpfung zentralnervöser Manifestationen*. Vor allem betonen wir *die prophylaktische Krampfverhütung*. Bei vielen Vergiftungen sind es die Krämpfe, die durch Erhöhung des Sauerstoffanspruches zu Anoxie und durch Erschöpfung zu Kreislaufinsuffizienz führen. Die *Schmerzlinderung* und *Beruhigung* sind kurative Maßnahmen, sie dienen aber zugleich zusammen mit anderen Maßnahmen als Schockverhinderung. In vielen Fällen findet man – wenn man sucht – Zeichen einer intracraniellen Druckerhöhung; die osmotische Therapie kann hier gute Dienste leisten.

An vierter Stelle der Häufigkeit steht die *Sicherung und Aufrechterhaltung der Atmung*. Bei vielen Vergiftungen ist es die Anoxie, vor allem die Gehirnanoxie, die den tödlichen Verlauf oder die Defektheilung verursacht. Eine wirkungsvolle Verhütung der Anoxie setzt eine neue Bereitschaft des Arztes voraus, denn entscheidende Maßnahmen drängen sich oft vor der Hospitalisation auf. Dabei handelt es sich um Eingriffe wie *Trachealtoilette, endotracheale Intubation, Tracheotomie* und *Dauerbeatmung*. Es ist uns eine große Freude festzustellen, daß immer mehr Schweizer Ärzte diese lebensrettenden Maßnahmen durchzuführen bereit und fähig sind, und daß immer mehr unserer Spitäler in der Lage sind, für eine differenzierte Sicherung und Aufrechterhaltung der Atmung und des Kreislaufes zu sorgen.

An fünfter Stelle der Häufigkeit stehen Maßnahmen zur *Förderung der Ausscheidung* nach der Resorption. Hier handelt es sich um die Anwendung von *osmotischen Diuretika* mit oder ohne Alkalinisierung oder Acidifierung des Urins, sowie um *Peritoneal- und Hämodialyse*. Es freut mich berichten zu können, daß sich immer mehr unserer Spitäler zur Durchführung solcher Maßnahmen eingerichtet haben. Natürlich sind solche Maßnahmen nur unter ständiger Kontrolle des milieu intérieur erlaubt.

An sechster Stelle empfehlen wir Maßnahmen zur *Korrektion des milieu intréieur*: hier handelt es sich um kurative Maßnahmen, ebenfalls unter ständiger Kontrolle.

An siebenter Stelle empfehlen wir die *Sicherung und Aufrechterhaltung des Kreislaufes*.

Trotz Entdeckung einer Reihe wirksamer Antidota können wir erst an achter Stelle eine *spezifische oder semispezifische* Therapie empfehlen. In gewissen Fällen müssen Antidota schon prophylaktisch, in anderen Fällen nur kurativ verwendet werden. Dem praktizierenden Arzt steht in allen Schweizer Apotheken ein toxikologisches Notfallsortiment zur Verfügung, das wir ständig nach neuesten Erkenntnissen ergänzen.

An neunter Stelle figurieren Maßnahmen zur *Verhütung und Bekämpfung der Nieren- und Leberschädigung*. Dialyse-Methoden sind fähig, die Nierentätigkeit vorübergehend zu ersetzen; eine solche Methode fehlt leider bei Ausfall der Leberfunktion.

Den tatsächlichen therapeutischen Erfolg unserer Empfehlungen retrospektiv auszuwerten ist schwierig, wenn nicht unmöglich. Doch haben wir den Eindruck, daß unsere bisherige Tätigkeit für die schweizerische Bevölkerung nützlich war, und viele glauben mit uns, daß das Tox-Zentrum zur hygienischen Infrastruktur unseres Landes gehört. Die Tatsache, daß unsere Tätigkeit sich nur auf Auskünfte beschränkt, hat vielleicht den Kontakt mit den praktizierenden Ärzten und Spitälern erleichtert und ihre toxikologische Bereitschaft gefördert.

Unseres *unmittelbare Aufgabe* bleibt die Beratung des Arztes binnen therapeutisch nützlicher Frist, als *Fernziel* schwebt uns vor, die Ergebnisse der Tierversuche langsam durch qualitativ und quantitativ glaubwürdige humantoxikologische Daten zu ersetzen.

Literatur

1. Erster Bericht des Toxikologischen Informationszentrums, 10. Juni 1967.
2. Zweiter Bericht des Schweiz. Toxikologischen Informationszentrums, 9. Mai 1968.
3. Hodge, H. C., and J. H. Sterner: Amer. industr. Hyg. Ass. Quart., 10. 4 (1949).
4. Borbély, F.: Med. Klin. 54, 1658 (1959).

Die Behandlung von Patienten mit Barbitursäure-derivatvergiftung

Von **W. H. Dam**

Aus der Anaesthesieabteilung des Bispebjerg Hospitals
(Chefärzte: Willy H. Dam, Johs. O. Hagelsten, Vagn F. Askrog) Kopenhagen, Dänemark

Schon Shakespeare hat von „the gloomy Dane" gesprochen, und hat nicht Ophelia daraus die Folgerung gezogen und hat Selbstmord begangen?

Die Frequenz von Selbstmorden und Selbstmordversuchen ist durch Jahrhunderte in Skandinavien hoch gewesen.

In unserem Jahrhundert gehören Barbitursäurederivate zu den am häufigsten verwendeten Mitteln zu Selbstmordversuchen. Die Behandlung von Patienten mit Barbitursäurederivatvergiftung hat deshalb in diesen Ländern großes Interesse gehabt.

Die verhältnismäßig guten Resultate sind mit dem folgenden Verfahren erreicht (oft als „die skandinavische Methode" erwähnt).

Schnelle und sichere Beförderung

Wenn man einen Patienten im Coma findet und wenn man nicht ganz sicher ist, daß etwas anderes vorliegt, wird er in Dänemark für einen Vergiftungspatienten gehalten. Die Bevölkerung ist dazu herangebildet, unter diesen Umständen eine Ambulanz und *nicht* einen Arzt herbeizurufen. Selbst wenn ein Arzt erscheint, wird keinesfalls eine Behandlung am Fundort induziert. Dies wird dem Patienten eine schnelle Beförderung nach der Behandlungsstelle, d. h. der Entgiftungszentrale sichern.

Der Transport ist sicher. Die Patienten werden so sicher transportiert, daß nicht einmal 2% von den Patienten Mageninhalt zum Bronchialbaum aspiriert haben, wenn sie in der Entgiftungszentrale eintreffen. Die Transportzeit ist in Kopenhagen durchschnittlich 15 min [2]. Auf dem Lande ist die Transportzeit auch sehr kurz, da die Behandlungsstellen für Vergiftete nirgends weit entfernt sind. Überall in Dänemark hat man freien Zutritt, das außerordentlich wohlausgebildete Rettungskorps „Falck-Zonen" zu bestellen.

Stimulantien, die eventuell Erbrechen hervorrufen möchten, werden nicht verwendet, wenn auch ein Arzt nur einmal den Patienten sehen solle, bevor dieser nach der Zentrale transportiert wird.

Zentralisierung

Seit 1950 ist die Vergiftungsbehandlung für die 1,2 Millionen Einwohner Groß-Kopenhagens auf der Entgiftungszentrale des Bispebjerg Hospitals zentralisiert gewesen.

Obwohl sich die Behandlung im Laufe der Zeit in großen Zügen in derselben Weise überall in Dänemark und Skandinavien entwickelt hat, findet man doch – wenn man die Mortalität im Bispebjerg Hospital mit der Mortalität im ganzen Dänemark von 1950 vergleicht – eine deutlich niedrigere Mortalität auf Bispebjerg in den ersten Jahren, bis auch in dem übrigen Lande die Zentralisierung durchgeführt worden war. In den späteren Jahren, wo die Behandlung überall im Lande an sehr wenigen Stellen zentralisiert ist, hat sich der Unterschied zwischen Bispebjerg Hospital und den Gebieten außer Groß-Kopenhagen geebnet. Man hat sogar Statistiken, die niedrigere Mortalität auf Provinzzentralen, z. B. Hilleröd, als in Kopenhagen zeigen [7].

Zentralisierung der Behandlung ·an wenigen Stellen gibt natürlich eine bessere Geläufigkeit der Schwestern und Ärzte und macht es überdies möglich, neue Behandlungsmethoden auf ein ausreichend großes Patientenmaterial in kurzer Zeit auszuproben.

Physiologische Behandlung

Physiologische Behandlung bedeutet Sicherung der lebenswichtigen Funktionen: Respiration und Zirkulation.

I. Respiration:

Die Sicherung beginnt schon im Krankenwagen. Seitenposition wird oft freien Atemweg sichern, sonst wird ein oropharyngealer oder ein nasopharyngealer Tubus („airway") angebracht. Auf der Abteilung versucht man immer freie Respiration mit den einfachsten Mitteln zu sichern. Intubation wird in weniger als 30 % sämtlicher Fälle verwendet. Die Indikationen zur endotrachealen Intubation sind folgende:

1. Obstruktion des oberen Respirationstraktes, die durch einen oropharyngealen Tubus nicht behoben werden kann;

2. übermäßige bronchiale Sekretion, die zur Obstruktion der tieferen Abschnitte des Respirationssystems führt;

3. drohendes oder ausgebildetes Lungenödem;

4. Atemdepression.

Häufige Messungen von PCO_2 und arterieller Sauerstoffsättigung werden unternommen.

Überlegungen betr. Respiratorbehandlung – Indikationen

Die meisten Fälle von selbst schweren Barbitursäurevergiftungen zeigen nicht Respirationsinsuffizienz vor – wenn man Respirationsinsuffizienz ad modum Woolmer [9] als einen Zustand definiert, in dem die äußere

Respiration, d. h. der Luftwechsel in den Lungen mit der inneren, d. h. Sauerstoffverbrauch und Produktion von CO_2 in den Geweben, nicht mitfolgen kann.

Falls Patienten mit Barbitursäurevergiftung ein mäßig erhöhtes PCO_2 (bis 58 hinauf) und eine leicht gesenkte Sauerstoffsättigung (bis 85 % herab) haben, finde ich nicht, daß diese Umstände Indikation für Respiratorbehandlung abgeben, besonders wenn man bedenkt, daß diese Patienten gegen hypoxieausgelösten Gehirnschaden durch ihre Vergiftung selbst z. T. geschützt sind [8].

In den meisten Fällen wird eine Respiratorbehandlung eine Tracheostomie mit den daraus entstehenden Nachteilen zur Folge haben – nicht zuletzt wird die Narbe beständig den Patienten an den Selbstmordversuch erinnern.

Außerdem führt Tracheostomie die Gefahr einer später auftretenden Verengung der Trachea mit sich. Auch riskiert man eine tödlich verlaufende Anonyma-Blutung – einige Fälle sind auf dem „Rigshospital" in Kopenhagen beschrieben [5].

Wenn man Vergiftete mit Respirator behandelt, wird Tracheostomie oft notwendig sein, da es in der Regel nicht möglich ist, die Respiratorbehandlung durch nasalen Portextubus durchzuführen, indem diese Patienten meistens große Sekretmengen hervorbringen. Wir wünschen *nicht* einen oralen „Cuff"-Tubus für Respiratorbehandlung mehr als 24 Std bleiben zu lassen, da es schwere und permanente Larynxschäden [1] als obstruktive Laryngitis, Abnahme der Schwingungsfähigkeit der Stimmbänder, Luftverlust beim Sprechen und beinahe Afonie verursachen kann.

Sicherung gegen eine Entwicklung schwererer Atelektasen wird durch die folgenden Prozeduren durchgeführt: häufige Positionsveränderungen, d. h. abwechselnd rechte und linke Seitenposition, regelmäßige Röntgenkontrolle, häufiges Saugen und – wenn nötig – Bronchoskopie.

Infektiöse Prozesse in den Lungen und in den Respirationswegen werden nach vorheriger bakteriologischer Untersuchung des Sekrets bekämpft.

Von der Ankunft in der Abteilung bis der Patient ganz wach und ohne Respirationskomplikationen ist, wird befeuchteter Sauerstoff gegeben.

II. Zirkulation:

Die Kontrolle einer physiologisch genügenden Zirkulation beruht auf der Messung von Blutdruck, Pulse und nicht zuletzt von Harnproduktion in 24 Std. Bei schweren Vergiftungen braucht man oft Blut und Plasma zu geben, um die Zirkulation zu unterstützen.

Eine Mindestausscheidung von 1500 ml Harn täglich muß unbedingt aufrechterhalten werden. Die Patienten benötigen täglich mindestens 1 l Glucose 5 %ig und 1 l isotonische Salzlösung. Falls Bewußtlosigkeit tagelang besteht, muß auch noch Kalium zugeführt werden. Eine beschleunigte Ausscheidung der Barbiturate kann durch Verstärkung der Diurese mit parenteraler Flüssigkeit und Harnstoff erzielt werden. Zum Beispiel 1 g von Harnstoff per kg Körpergewicht („Urevert") täglich. Unter dieser Behandlung ist eine tägliche Ausscheidung von 5 l nichts Außergewöhnliches, d. h. die Diurese kann um das 2–3 fache gesteigert werden. Ich glaube, daß diese Behandlung nicht die Mortalität senkt, sie verkürzt doch die Zeit, während welcher die Patienten bewußtlos sind. Magenspülung und Tierkohle sind kontraindiziert, denn die Vergiftung wird danach schlimmer [4]. Eine Hämokonzentration darf man nicht zulassen, und falls die typischen Laboruntersuchungen, die 4 stündlich vorgenommen werden sollen, auf einen Mangel hinweisen, ist er einfach mit Plasma oder Bluttransfusionen zu korrigieren. Diese Patienten bauen Eiweiß ab, weshalb man für eine ausreichende Zufuhr von Proteinen sorgen muß. Zum Ausgleich stehen intravenöse Aminosäureinfusionen, Blut und Plasma zur Verfügung.

Den Blutdruck mittels Vasokonstriktoren zu stabilisieren ist – meiner Meinung nach – nicht indiziert. Man hat Noradrenalin- und Aramininfusionen versucht mit mehreren Fällen von Lungenödem zur Folge.

Die einzige Vergiftung, die diese Behandlung indiziert, ist die Doriden (Glutethimidum)-Vergiftung. Doriden ist allerdings kein Barbiturat, aber weil es ein Schlafmittel ist, und weil die Behandlung der Doriden-Vergiftung in großen Zügen dieselbe ist, wird der Stoff auch hier erwähnt. Bei Vergiftung mit Doriden gibt es eine ausgesprochene Capillärparalyse, und in schwereren Fällen kann man einen Blutdruck, der eine anständige Diurese gibt, nicht aufrechterhalten, wieviel Blut und Plasma man dem Patienten auch gibt, da Plasma und Blut in den großen Venen und im Capillärsystem gestaut werden. In solchen Fällen erzielt man mittels einer langsam laufenden Noradrenalin-Infusion einen ausgezeichneten Erfolg. Die Geschwindigkeit der Zufuhr muß bemessen werden, so daß man einen Blutdruck genau so hoch hat, daß er noch eine anständige Stundendiurese geben kann. Falls mehr Noradrenalin als gerade diese Dosis gegeben wird, bekommt man ausgesprochenen Arteriolespasmus mit darauf folgender Hypoxie der Gewebe.

Unterlassung des Gebrauchs von Stimulantien

Stimulantien wie z. B. Picrotoxin, Nicaetamid oder Pentasol sollen nicht verwendet werden [6].

Die Behandlungserfolge der Jahre, während welcher die sog. skandinavische Methode ausgebildet wurde, d. h. während der Jahre 1945–1952, werde ich nun geben. Man kann vielleicht aus den Behandlungserfolgen – mit der wechselnden Behandlung verglichen – ersehen, welche Bedeutung diese verschiedenen Behandlungen gehabt haben [3].

Im Jahre 1945 wurden Barbituratvergiftungen mit Stimulantien wie Nicaetamid (Coramin) und Pentasol (Cardiazol) behandelt. Darüber hinaus erhielten die Patienten täglich etwa 2 l Flüssigkeit, meistens als subcutane Salz- oder Glucoseinfusionen. In Kopenhagen gab es zu dieser Zeit etwa 400 Fälle im Jahr.

1945:

400 Patienten, Behandlung mit Salz- und Glucoseinfusionen, Stimulantien, keine Antischocktherapie, keine oder ungenügende Sauerstoffzufuhr, keine Bronchialtoilette.
Mortalität: 25%.
Eine aktive Antischocktherapie begann im Jahre 1946 bei 500 Patienten. Sie war schon 12 Jahre früher von MOON in seinem Buch über den Schock vorgeschlagen, aber nicht befolgt worden; auffallend war der Therapieerfolg. In den darauf folgenden Jahren stieg die Suicidzahl ständig an, denn die Nachkriegszeit stellte viele Menschen vor schwierige Probleme.

1946:

500 Patienten, Salz- oder Glucoseinfusionen, Stimulantien, aktive Antischocktherapie in Form von Blut- und Plasmatransfusionen, keine oder ungenügende Sauerstofftherapie, keine Bronchialtoilette.
Mortalität: 15%.
Die in Dänemark erzielten Resultate stimmen mit denen anderer Länder auffallend überein. G. E. REED, DRIGGS, C. C. FOOT behandelten 209 Vergiftete zuerst mit einer nicht-standartisierten Infusionstherapie und Stimulantien. Die Mortalität betrug 13,4%. Als sie 91 Patienten mit einer standartisierten unterstützenden Therapie und eingeschränktem Stimulantienverbrauch behandelten, sank die Mortalität auf 5,5%.
In Kopenhagen begann man im Jahre 1947 den Patienten kontinuierlich und ausreichend Sauerstoff zuzuführen. Zur gleichen Zeit wurden erstmals die Luftwege durch das Bronchoskop oder den Trachealtubus aus abgesaugt. Dabei sank die Mortalität auf unter 10%. Die Zahl der Suicide stieg immer noch an.

1948:

700 Patienten, Salz- und Glucoseinfusionen, Stimulantien, aktive Antischocktherapie mit Blut und Plasma, ausreichende Sauerstofftherapie, Bronchialtoilette und Intubation.
Mortalität: 10%.

Da die Zahl der Suicide in den nächsten Jahren immer mehr zunahm, entschloß man sich, in Kopenhagen das erwähnte Zentrum für ihre Behandlung einzurichten. Das geschah 1949. In diesem Zeitpunkt schränkte man auch den Gebrauch der Stimulantien stark ein.

1949:

800 Patienten, Salz- und Glucoseinfusionen, reduzierter Verbrauch an Stimulantien, aktive Antischocktherapie, ausreichende Sauerstoffzufuhr, Bronchialtoilette und Intubation.

Mortalität: 6,2%.

Diese Statistiken weisen mit der im Jahre 1952 veröffentlichten Arbeit von Foot identische Ergebnisse auf.

Seit 1950 ist die Stimulantientherapie völlig verlassen und die Mortalität konnte noch mehr gesenkt werden. Nehmen wir als Beispiel das Jahr 1952.

1952:

900 Patienten, Salz- und Glucoseinfusionen, keine Stimulantien, aktive Antischocktherapie, ausreichende Sauerstoffzufuhr, Bronchialtoilette und Intubation.

Mortalität: 2,5%.

Summary

The aspects in treatment of barbiturate poisoned patients since 1945 are referred to, and "the Scandinavian Method" is described: quick and secure transport, centralization of treatment in few places, securing of vital functions by means of careful physiological treatment (*respiration*: indications for intubation, respirator treatment and tracheostomy, *circulation*: intensive control of blood pressure, pulse and diuresis), and omission of stimulants for poisoned patients.

Literatur

1. Dam, W., and E. Zwergius: Nord. Med. **48**, 1095 (1952).
2. —, H. H. Edmund, B. Ibsen, H. Pahle, and O. Rømer: Ugeskr. Læg. **120**, 875 (1958).
3. — Anaesthesist **9**, 264 (1960).
4. Harrestrup Andersen, A.: Experimentelle undersøgelser over kullets farmakologi, Kopenhagen: Munksgaard 1942.
5. Lunding, M.: Acta anaest. scand. **8**, 181 (1964).
6. Nilsson, E.: Acta med. scand. **139**, suppl. (1951).
7. Sommer Pedersen, B., and P. Nørskov Petersen: Dan. med. Bull. **12**, 145 (1965).
8. Schmidt, C. F.: Anesthesiology **6**, 113 (1945).
9. Woolmer, R.: Anaesthesia **11**, 281 (1956).

The Organisation of Poison Control Centres in Great Britain

By **R. Goulding**

Poisons Reference Service, Guy's Hospital, London
(Director: ROY GOULDING, B.SC., M.D., M.R.C.P.)

To begin with I think I must distinguish between poisons *information* and poisons *treatment*, though I realise that in many countries the two activities are carried on side-by-side. First I will deal with *information*.

In Britain the first move in this way was due to local initiative at the university hospital in the city of Leeds. The centre there continues to operate to good purpose. But in 1963 a comprehensive information service was established by the direction of the Government health departments. Certain guiding principles were adopted from the outset.

1. The facilities should be available to doctors only and not to the general public. (We are a small country in area, we have a complete National Health Service and everyone has access to a doctor or hospital without charge.)

2. Calls should be accepted by telephone throughout the 24-hours and answered, as far as possible, from a specially compiled index.

3. The centres should be located in hospitals and not in government offices.

4. There should be a minimum number of centres to avoid the dispersion of what are often confidential data.

The index, in simple alphabetical order without any sub-division, was drawn up in London at Guy's Hospital. At first there were about 5000 entries covering medicinal, veterinary, household and industrial products, each showing the composition, intended use, toxicity to man, symptoms in the event of misuse and overdosage and an outline of suggested management and treatment. In this work of compilation I can assure you that we enjoyed the utmost co-operation from industry and commercial firms, even when they were asked to disclose their trade secrets. In this respect, however, we have always assured them that strict confidence would be preserved.

Copies of this index (we use our own photocopying techniques) were then sent to Edinburgh, Cardiff and Belfast – the 3 other national capitals. More recently we have also been joined by Dublin, even if the Irish Republic is not now part of the United Kingdom. Accommodation for the index has been found locally in a hospital – the Edinburgh Royal Infirmary, the Cardiff General Infirmary, the Royal Victoria Infirmary in Belfast and the Jervis Street Hospital in Dublin, always connected with a treatment or intensive care unit. The staff answering the calls in the first instance are nurses, students and clerks – not doctors. We find that they can give the information required in 80–90 % of cases, simply by looking to the index. If difficulties arise, a medical officer is always on call to assist. The telephone numbers of the centres are not made known to the public.

Over the 5 years that have passed since the service was started the volume of enquiries has grown continously. The figures I am going to quote to you apply only to London, for that centre deals with more than two-thirds of all this work in the U.K. During 1967 we handled altogether 4,772 calls – all, I will remind you, from doctors. Of this total, about 2,000 were concerned with drugs and medicines, about 1,500 with household products and the rest were divided amongst the other miscellaneous classes. This year, 1968, the total is obviously going to be higher still and may exceed 7,000 just in London. This does not mean that there has been more poisoning in the U.K., only that more doctors are turning to us for help. It looks, therefore, as though we are meeting a real need. At the same time I doubt whether we have saved a single life. What we have done, however, is to relieve a lot of people (parents and doctors) of anxiety, and further, we have often deterred doctors from carrying out energetic treatment that was obviously unnecessary and may have been dangerous.

Another aspect of our work is what we refer to as the "follow-up". Every doctor making a call has been sent, within 2 weeks, a simple questionnaire (far, far simpler than the elaborate catechism that I see being used here in Mainz). The answers from these now cover more than 10,000 case histories, which we think are a valuable and unique collection. The details have been transferred to punch cards. We would not consider, however, that the basic material really warrants transfer to magnetic tape or computer. We can draw all the conclusions that we demand from our cards. Moreover, we are now realising that by reducing our "follow-ups" to a random sample of 10 % we can get just as useful information as involving ourselves in this total procedure.

Your may be interested, however, in a definite trend that has become noticeable over the last 5 years. Originally we confined our information to a simple statement about the toxicity of the product involved. More and more, though, advice is being sought from us about the clinical management of the particular patient for whom the doctor is responsible. So there is growing up a telephone consultant service in clinical toxicology. This was never intended, but seems inevitable. It means that our staffing of the centres has had to be reviewed in order to ensure that suitably qualified and experienced clinicians are available to give the opinions required.

This is one reason why in the U. K. it is perhaps an advantage to link the information to treatment, notably so in Edinburgh where Dr. HENRY MATTHEW is in charge of a specialised poisons treatment ward. Elsewhere, however, this is not our general policy in Britain. Indeed, there has been a definite opposition to the emergence of exclusive poisons treatment units. The whole organisation of poisons *treatment* has recently been reviewed by a specially appointed Government committee and the report should be published any week now. Briefly we have about 6,000 deaths per year from acute poisoning and about 50,000 hospital admissions with this diagnosis. (Many of the deaths, of course, occur before the victim reaches hospital.) Although geographically our country is small we regard it as unsafe to have only a few widely scattered hospitals for handling poisons cases so that severely ill patients must be transported over large distances. Instead, what is happening under our National Health Service is that a system of district general hospitals is being constructed, each subserving a population of about 250,000–300,000 people, i.e. some 200 such hospitals for the country as a whole. Each of these will embody a comprehensive and well-staffed accident and emergency department. It is to these centres that poisoned patients will be conveyed in the first place. Primary treatment, on basic medical principles, can reasonably be carried out here. Thereafter, patients who are ill enough to require admission will be taken into a ward under the care of a general physician. Those more severely affected will go into an intensive care unit which will be included in each of these district general hospitals. So long as there is at least one consultant physician on the staff with a special experience and interest in poisoning we believe that there is no place for setting up numerous units intended exclusively for looking after poisoned patients. This would be uneconomic because of the relatively small number of patients coming to each hospital. Nevertheless, there will still be scope for a few highly developed institutes devoted to toxicology in its widest sense – acute, chronic, industrial, occupational and generally environmental. In these, not only will there be more elaborate provisions for treatment, but there will also be scope for training and research. It is probable that these centres will arise, initially at least, in relation to the existing information centres. Thus will the 2 branches, information and treatment, be brought together and there will be an integrated organisation in the country for toxicology – pure, applied and clinical.

Behandlungszentren für Vergiftungen in Frankreich

Von E. Fournier

Clinique toxicologique, Hôpital Fernand-Widal, Paris

Auf dem Gebiet der Behandlung von Vergiftungen ist in Frankreich in den letzten 12 Jahren viel getan worden. Es sind Behandlungsstätten entstanden, die hauptsächlich auf einen telefonischen Informationsdienst und auf die Behandlung von akuten Vergiftungsfällen und ihren Folgen ausgerichtet sind. Viele der Hospitalsärzte, die in solchen Abteilungen tätig sind, haben eine Sozialausbildung und zum überwiegenden Teil außerdem die Aggregation für Gerichts- und Arbeitsmedizin.

Im Nachstehenden soll ein Überblick über die z. Z. bestehenden, auf die verschiedenen Städte verteilten Behandlungszentren dieses Fachgebietes gegeben werden:

A. Paris

In Paris und Umgebung leben nahezu 10 Millionen Menschen. Die Vergifteten werden in zahlreichen Zentren aufgenommen. Harmlose, gewöhnliche Fälle, bei denen keine Spezialbehandlung notwendig ist, werden im allgemeinen im nächstliegenden Krankenhaus oder in Kinderkliniken untergebracht. Es gibt jedoch 3 Hospitäler, die über Spezialeinrichtungen für Intoxikationen verfügen; jedes einzelne ist von unterschiedlicher Größenordnung und Bedeutung.

1. Toxikologische Klinik des Hospitals Fernand-Widal,
200, rue du Faubourg-Saint-Denis, Paris 10°

a) Diese Abteilung der Universität (Pr. GAULTIER) befaßt sich mit der Behandlung der schwersten akuten Vergiftungsfälle der Pariser Gegend. Dafür steht ein Wiederbelebungskomplex mit 15 Betten zur Verfügung. Die Kranken werden erst nach Zustimmung der Abteilung hospitalisiert. Hier werden jedes Jahr 1000 schwere Vergiftungen behandelt (6 % Tod);

sobald der Kranke aus dem Koma herauskommt, wird er von der Wiederbelebungsstation in die Krankenabteilung der Klinik überwiesen.

In diesem Wiederbelebungskomplex sind zahlreiche Ärzte und Krankenpfleger tätig. Mit Hilfe umfangreicher Einrichtungen zur Unterstützung der Herz- und Lungentätigkeit können Entgiftung durch provozierte Diurese, Bauchfelldialyse, Entblutungs-Transfusion, Gastrotomie vorgenommen werden. Die Erfahrungen und Erkenntnisse dieser Abteilung sind von fundamentaler Bedeutung für ganz Frankreich, sie ermöglichen eine rasche Kodifizierung der Therapie neuer Vergiftungsfälle, die Untersuchung ihrer Semiologie und Evolution sowie die Ausarbeitung neuer Behandlungsmethoden.

b) Im Rahmen dieser toxikologischen Klinik funktioniert ein telefonischer Informationsdienst unter der Nummer BOLivar 6329, er ist in Frankreich, ja sogar in Europa bekannt. 1959 ins Leben gerufen, beantwortete er im Jahre 1967 11 000 Anrufe. Die Auskunft wird vom Bereitschaftsdienst (Externatsärzte) erteilt, unter Leitung eines Assistenten.

c) Fälle von Vergiftung nach Selbstmordversuch (mehr als 80 %) werden von Psychiatern und Psychologen (Prof. GORCEIX, Dr. SOUBRIER) untersucht, die auch die anschließende Readaptation leiten.

d) Die toxikologischen Analysen werden im Laboratorium des Hospitals Fernand-Widal unter Leitung von Prof. BOURDON (analytische Chemie) durchgeführt. Von hier aus erfolgt die klassische biologische Überwachung der Vergifteten, aber auch die Erforschung der Hauptgifte, die Untersuchung ihres Metabolismus und ihrer Ausscheidung. Außerdem werden neue Dosierungs- und Untersuchungsmethoden ausgearbeitet, wodurch die Aufgabe des Arztes erleichtert wird, der das verantwortliche Gift mit größtmöglicher Sicherheit und Präzision wie auch innerhalb kürzester Frist erkennen muß.

e) Ein Forschungslaboratorium arbeitet parallel zur Klinik. Es handelt sich um eine Equipe, die vom nationalen wissenschaftlichen Institut für medizinische Forschung („Institut National Scientifique d'Etudes et de Recherches Médicales" –INSERM) subventioniert wird. Der Bau eines Gebäudes zur Aufnahme dieser Forschergruppe innerhalb des Hospitalkomplexes ist für die nächste Zeit geplant, die Neukonstruktion soll neben der toxikologischen Klinik erstehen und gegen Ende 1969 in Betrieb genommen werden (E. FOURNIER).

Dieses Laboratorium untersucht neue Medikamente, neue industrielle Mittel, wertet unerwartete klinische Beobachtungen experimentell aus. In der Tat existiert eine beträchtliche Anzahl von Giften, ihre möglichen Assoziierungen sind unzählbar, und man steht klinisch oft vor einem Einzelfall, oder zumindest einem ganz neuen Fall, wo es gilt, so rasch wie möglich den Zusammenhang zwischen einem oder den Giften und den Symptomen herauszufinden. Andererseits stellt das Laboratorium auch Untersuchungen allgemeiner Art über Vergiftungen an und hat insbesondere folgende Veröffentlichungen herausgegeben:

— Untersuchung der Elektroenzephalographie bei akuten Vergiftungen (Dr. Mellerio).

— Allergie gegen chemische Substanzen (Dr. Gervais).

— Abhandlung über den Selbstmord (Prof. Gorceix).

(Erschienen in der Collection de Médicine Légale et de Toxicologie Médicale, Edition Masson, 1965.)

2. Hospital von Saint-Denis

11, rue Daniel-Casanova, Saint-Denis (Telefon PLAine 2304)

Die Abteilung für allgemeine Medizin von Prof. Albahary ist spezialisiert für Toxinpathologie; hier werden nahezu alle Vergifteten der Gemeinde eingeliefert. Auf dem Dritten Internationalen Kongreß für Gerichtsmedizin 1963 in London wurde die Statistik dieser Abteilung veröffentlicht: in der Zeit von 1959–1963 wurden 632 Kranke aufgenommen, darunter 70 Kinder. Nachfolgende 3 Zahlen verdienen Beachtung:

— Zahl der Vergiftungsfälle im Verhältnis zur Bevölkerung der Gemeinde (93800 Einwohner): ca. 150 Vergiftungen pro Jahr = $1,5\,^0/_{00}$.

— Anteilige Zahl der Kinder bei den eingelieferten Vergiftungsfällen: ca. 10%.

— Ca. 4% verliefen tödlich (30 Fälle).

3. Behandlungszentrum für Kohlendyoxidvergiftungen, Abteilung von Professor Bour, im Hospital Hôtel-Dieu,

Paris. 1, place Parvis-Notre-Dame (Telefon: DANton 0779

1959 entstanden, empfängt dieses Zentrum eine große Anzahl von schweren Vergiftungsfällen durch Kohlenoxyd innerhalb von Paris und Umgebung. Hier werden alle von der Feuerwehr der Stadt Paris hergebrachten schweren und häufig vorkommenden Vergiftungen systematisch erfaßt.

4. Zahlreiche Patienten werden in den verschiedenen **Abteilungen für** allgemeine Medizin und **Wiederbelebung** der Krankenhäuser aufgenommen. Es sei hier besonders auf die Klinik von Prof. Vic-Dupont (Abteilung für respiratorische Wiederbelebung) im Hospital Claude Bernard (10, avenue d'Aubervilliers) hingewiesen, wo seit längerer Zeit viele Fälle von akuter Vergiftung behandelt und sehr aufschlußreiche Arbeiten auf dem Gebiet der Behandlung realisiert wurden. Die Behandlung des Phenobarbitalkomas durch Alkalinisation ist speziell in dieser Abteilung erarbeitet worden.

Ferner sei die Kinderklinik von Prof. THIEFFRY genannt, in deren Wiederbelebungsabteilung Kinder unter 15 Jahren Aufnahme finden.

Laboratorien und Toxikologie

In Paris haben sich mehrere Laboratorien auf toxikologische Forschung spezialisiert und auf diesem Gebiet große Erfahrungen gesammelt:

— Lehrstuhl für Toxikologie der Pharmazeutischen Fakultät von Paris, 4, avenue de l'Observatoire (Prof. TRUHAUT).
— Städtisches Laboratorium (Dr. L. TRUFFERT).
— Toxikologisches Laboratorium der Polizeipräfektur, 4, place Mazas (Dr. LEBRETON).

B. Provinz

Wie sich erwiesen hat, ist es in jedem Sanitätsbereich möglich, eine Abteilung für Giftpathologie zu schaffen, die der Anzahl der eingelieferten Kranken entspricht. Augenblicklich sind in den meisten Hospitälern und Universitätskliniken spezialisierte Abteilungen für Toxinpathologie vorhanden bzw. in Bildung begriffen. Diese Organisation verteilt sich wie folgt:

1. Lyon

Die erste toxikologische Informationsstelle per Telefon in Lyon und überhaupt in Frankreich wurde von Prof. FRANÇOIS im Jahre 1954 aufgebaut. Dieser hatte damals zusammen mit Dr. CARON eine Monographie über Vergiftungen bei Kindern und deren Behandlung herausgegeben (Edition Masson) – eine Abhandlung, die klassisch bleiben sollte.

Centre de Pathologie Toxique im Hospital E. Herriot,
2, place d'Arsonval, Lyon

Arbeitet im Rahmen der Station für Erste Hilfe, die Prof. L. ROCHE (Professor für Gerichtsmedizin, Arzt der Krankenhäuser) untersteht[1].

a) Diese Abteilung verfügt über ca. 100 Betten und nimmt alle Kranken, die sofort hospitalisiert werden müssen, auf, unbeschadet der Krankheitsursache. Zur Information sei die Zahl der im Jahre 1965 eingelieferten Kranken angegeben: ca. 12000 (es ist darauf hinzuweisen, daß in den

---

[1] Diese Abteilung für Toxinpathologie in Lyon nimmt nur Erwachsene auf; Kinder werden in den verschiedenen pädiatrischen Abteilungen der Stadt hospitalisiert.

zivilen Hospizen von Lyon ca. 125000 Kranke pro Jahr gezählt werden), davon 1774 wegen akuter Vergiftung. Beschränkt man sich auf chemische Vergiftungen, unter Ausschluß von Trunkenheit und Nahrungsintoxikationen, so stellen diese 1025 der Fälle dar, das heißt 9 % der dringenden Einlieferungen.

Diese Zahlen sind interessant in epidemiologischer Hinsicht, denn in Lyon kommen praktisch alle Kranken mit Vergiftungssymptomen systematisch in diese Abteilung. Dank dieser Erfahrungen kann festgestellt werden, daß in einer Agglomeration von etwas unter 1 Million Einwohner jedes Jahr über 800 Fälle von Selbstmord durch Vergiftung auftreten = ca. $1^0/_{00}$ (man rechnet gewöhnlich $1^0/_{00}$ für die allgemeine Bevölkerung eines industrialisierten Landes).

b) Ein Informationsdienst, geleitet von Dr. V. Vincent, hat seinen Sitz im gleichen Gebäude wie das Behandlungszentrum. Am Telefon (78/60 99 50) antwortet das behandelnde ärztliche Personal. Er funktioniert offiziell erst seit 1965. In diesem Jahr wurden folgende statistische Angaben erstellt: Es erfolgten 68 Anfragen wegen Vergiftung, davon 622 eilige Fälle per Telefon, 46 per Post.

In letzter Zeit wurde eine besonders interessante Abhandlung veröffentlicht, die sich mit der Erfassung von 1000 Vergiftungsfällen durch Medikamente aus dem Lyoner Hospitalkomplex beschäftigt.

c) Die biologischen und toxikologischen Analysen werden im Toxinlaboratorium des Hospitals E. Herriot unter Leitung von Prof. Badinand durchgeführt. Bei den hauptsächlichen Untersuchungen im Jahre 1965 handelte es sich um:

— Schlafmittel im Urin, Feststellung　451
— Schlafmittel im Blut, Feststellung　448
— Schlafmittel im Blut, Dosierung　　58
— Salicylsäure, Dosierung　　　　　166
— Salicylsäure, Feststellung　　　　298
— Phenothiazine, Feststellung　　　377
— Kohlensäure im Blut　　　　　　485
— Alkohol im Blut　　　　　　　1462

d) Forschungsabteilung:

Die Forschung im Zusammenhang mit den klinischen Beobachtungen wird von einem Team betrieben, das im pharmacodynamischen Laboratorium unter der Leitung von Prof. Faucon arbeitet; Dr. Evreux insbesondere befaßt sich mit diesen Problemen.

Unter den Kollektivveröffentlichungen der Lyoner Gruppe verdient insbesondere eine Abhandlung über den Selbstmord und über Digitalisvergiftungen Beachtung.

2. Tours

Prof. VACHER (Professor für Gerichtsmedizin und Sozialmedizin) hat ein nationales Institut für Landwirtschaftsmedizin ins Leben gerufen, dessen Aufgabe es ist, Ärzte auszubilden, die sich auf hygienische Probleme und Arbeitsmedizin innerhalb der Landwirtschaft spezialisieren („Institut National de Médicine Agricole", 2 bis, boulevard Tonnellé, Telefon: 37/577929). Prof. VACHER hat zusammen mit Dr. VALLET vor einigen Jahren die phytosanitären Mittel karteimäßig erfaßt. Dr. VALLET veröffentlichte außerdem 1964 ein schon klassisches Werk über die Vergiftungen im Bereich der Landwirtschaft.

Die Behandlung erfolgt in den verschiedenen Abteilungen für allgemeine Medizin und Wiederbelebung.

3. Nancy

Die Toxinpathologie in Nancy setzt sich aus 2 Abteilungen zusammen:

a) Behandlungszentrum im Rahmen einer Wiederbelebungsabteilung unter Prof. LARCAN: Centre Hospitalier de Nancy, 29, avenue de Strasbourg, Telefon: 67/526004. Unter Leitung von Prof. LARCAN entstanden auch mehrere Arbeiten über Probleme der Wiederbelebung bei Vergiftungen.

b) Andererseits wurde im Institut National d'Hygiène, 40, rue Lionois (Telefon: 526739) von Prof. SENAULT eine Kartei erstellt. Informationsmaterial, das vor allem Hausmittel behandelt, ist vor einigen Jahren bereits karteimäßig erfaßt worden. Die z. Z. vorhandenen Aufzeichnungen stehen dem Bereitschaftsarzt (Interner) des Hospitals zur Verfügung.

Eine ganze Reihe von spezialisierten Organisationen auf dem Gebiet der toxischen Pathologie ist im Werden begriffen:

— In Lille unter Leitung von Prof. MARCHAND.

— In Marseille: Frau Dr. JOUGLARD, Leiterin der Arbeitsgruppe für Gerichtsmedizin, beschäftigt sich seit 1 Jahr ausschließlich mit der Leitung des Informationsdienstes. Innerhalb von 8 Monaten wurde auf 900 Anrufe geantwortet.

— In Grenoble: von Prof. CAU (Arzt der Krankenhäuser, Prof. für Gerichtsmedizin) wurde ein Teil seiner Abteilung mit Hilfe von Dr. FAURE auf Toxinpathologie spezialisiert.

— In Toulouse existiert eine solche Organisation im Rahmen des Wiederbelebungszentrums von Prof. LARENG.

— in Strasbourg von Prof. MÉTAIS und MANZ.

— in Rennes von Prof. MICHAUX.

— Schließlich darf nicht vergessen werden, daß die Wiederbelebungsabteilungen der Hospitäler zum großen Teil Intoxikationsfälle aufnehmen (30%), insbesondere die Abteilung von Dr. FRANC in Dijon.

C. Französischer Verband
zur Bekämpfung von Intoxikationen

Die Tätigkeit der existierenden Spezialabteilungen zur Behandlung von Vergiftungen wurde durch Gründung eines Verbands zur Vergiftungsbekämpfung („Groupement Français de Lutte contre les Intoxications") koordiniert.

Die Erstellung eines nach den Mitteln (chemische Bezeichnung, technische Bezeichnung, kommerzielle Bezeichnung), dem Verwendungszweck und der Herstellerfirma geordneten Karteikartenrepertoires bedeutet einen beträchtlichen Arbeitsaufwand und erfordert die Zusammenarbeit aller derjenigen, die sich für diese Probleme interessieren. Ein solches Repertoire, wenn es Anspruch auf Vollständigkeit erheben will, müßte mindestens 100 000 Karteikarten aufweisen.

Im französischen Verband zur Vergiftungsbekämpfung sind alle Ärzte und Wissenschaftler zusammengeschlossen, die auf diesem Fachgebiet arbeiten, und es wurde keine Mühe gescheut, um eine bessere Organisation der einzelnen Behandlungsstationen zu erreichen. Von diesem Büro aus wird unter anderem jedes Jahr ein „Nationaler Tag der Organisationen zur Bekämpfung der Gifte" („Journée Nationale des Centres de Lutte contre les Poisons") veranstaltet:

— Die erste Tagung fand 1960 in Paris statt;
— die zweite 1961 in Lyon. Thema: Allgemeine klinische Toxinpathologie;
— die dritte 1962 in Paris: Die toxische Hämopathie;
— die vierte 1963 in Nancy: Vergiftungsunfälle durch Aufnahme von Haushaltsprodukten – Der Fortschritt auf dem Gebiet der chemischen Giftbestimmung;
— die fünfte 1964 in Paris: Untersuchung der Technik der Nierenreinigung in der klinischen Toxikologie;
— die sechste 1965 in Toulouse;
— die siebente 1966 in Paris: Toxische Hepatitisfälle;
— die achte 1967 in Grenoble;
— die neunte, in Paris, war den Intoxikationen und dem Herzapparat gewidmet;
— die nächste in Strasbourg (1969).

Darüber hinaus wurde ein nationales Informationszentrum („Centre National d'Information") gegründet (E. Fournier), dessen Aufgabe es ist, Informationen zu sammeln, d. h. Veröffentlichungen über klinische Beobachtungen, neue Behandlungsmethoden, Überwachungsverfahren zu verfolgen und auszuwerten. Alle diese Artikel werden auf Minesotta-Karten photokopiert; gleichzeitig können handgeschriebene Notizen darauf festgehalten und gegebenenfalls auch das Lochkartensystem angewandt werden. Zur Zeit ist man mit dem Studium eines automatischen Karteisystems beschäftigt, jedoch liegt noch keine befriedigende definitive Lösung vor.

Veröffentlichungen

Die Behandlungszentren für Vergiftungen in Frankreich veröffentlichen ihre Resultate in keiner eigenen Fachzeitschrift, sondern in verschiedenen medizinischen Zeitschriften.

Das offizielle Organ des französischen Verbands und der europäischen Vereinigung zur Giftbekämpfung ist „Le Bulletin de Médicine légale et de Toxicologie médicale" (Prof. Roche, Lyon).

In letzter Zeit ist das „Journal Européen de Toxicologie" (Fournier u. Roche) herausgekommen; darin sollen die Originalartikel in englischer, deutscher und französischer Sprache erscheinen. Dieses Fachblatt kann von den deutschen Kollegen, die sich für seine Verbreitung interessieren, eingesehen werden.

Wiederbelebungszentren in Italien

By **E. Malizia**

Centro Antiveleni della Cattedra di Anestesiologia e Rianimazione della Università di Roma (Direttore: Prof. PIERO MAZZONI)

I wish to thank very much Prof. FREY and LANG for having given to me the opportunity of referring few informations about the activity of Poison Control Centers in Italy. Moreover, I wish to stress how interesting and useful has been this Symposium which has presented all the problems and progresses in toxicology, showing the outstanding degree attained in Germany, both in the field of basic science and in the organization of Poison Control.

When in 1965 was published the book on "Les Centres contre les Poisons dans le monde" the editors remarked that in Italy existed some intense care departments, but no real Poison Control Center.

This situation was more severe than the editors of the book thought, because we had about 500 deaths each year, due to acute poisoning, exclusive of alcohol and carbon monoxide.

But luckily in 1964, while the book was printed, some large Resuscitation Centers in Italy, namely:

a) The Resuscitation Center of Turin University Medical School-Chair of Anesthesiology and Resuscitation;

b) the Resuscitation Center of Milan "Ospedale Maggiore-Ca'Granda";

c) the Resuscitation Center of Rome City Hospitales "OO.RR.S. Spirito";

d) the Resuscitation Center of Rome University Medical School-Chair of Anesthesiology and Resuscitation,

started special units for the treatment of acute intoxicated patients. As you see, the drive in Italy for the proper treatment of acute intoxications was operated by the Anesthesists with the help of Forensic Medicine specialists and of Internists, like myself.

At that time, these Centers were not favourable, nor ready to give an information service by telephone to the laymen. However at the beginning of 1968 Milan Poison Control Center has started an information service with telephone facilities around the clock, open to everyone; now the same service has been organized by the Rome University Poison Control Center.

We feel that next year 1 or 2 more Poison Information Centers will join to the list.

We are now trying to standardize the Poison Control Centers and to establish and coordinate a nationwide organization.

The most important problems that we face are the following:

1. The Index Card Files

We hope to establish with the help of the Italian Health Ministry a unified file of index-cards. For the moment everyone of the 4 Poison Control Centers has its own file;

2. Composition of Toxic Substances

There is no difficulty in finding the composition of drugs and pesticides, because the Italian law establishes that every brand has to register its composition at the Italian Health Ministry. The difficulties are coming from the household chemicals and cosmetics. We are also preparing a list of venemous plants and animals.

3. Information Service to Laymen

There is no agreement about the opportunity of ensuring an information service to laymen. The Centers of Milan and of Rome University are now favourable to this service, but we try always to have a doctor at the telephone. This problem will be discussed particularly at a Symposium in Cesena, October the 27th.

4. Toxicological Laboratories

About this problem there is a general agreement that every Poison Control Center must have its own Laboratory working around the clock. Moreover for more specialized problems and more refined analysis may be useful to have a very specialized Laboratory. For example, Milan Center uses for this purpose the toxicological Laboratory of Forensic Medicine Department.

5. Collection and Storage of Data

This is a very important problem. Each Poison Control Center in Italy has different forms for collection of data both for informations and treatment. Moreover, there are different systems of punching for storage of data. We are now trying to unify these forms in order to be able to store all the available data in the same manner. Rome Poison Control Center has now started a computer program.

6. Antidotes and Antagonists

The Italian Health Ministry has prepared a list of the most important Antidotes and Antagonists that must be available in every hospital; in such a way it is possible to give suggestions about treatment by telephone to every hospital in the country.

7. Social and Prevention Problems

Acute intoxications are a social problem. We are stressing therefore that they must be included in the list of social diseases assisted by the Italian Health Ministry. We project to propagandize the risks of intoxications through newspapers, broadcast and TV and to examine with the producing firms the problems of labels.

8. Educational Problems

Some Post-graduate Schools of Anesthesiology and Resuscitation like that of Rome University Medical School are starting programs of teaching the treatment of acute intoxication and poison control.

Thank you.

A Physician Service Poison Information in Washington

By **H. L. Verhulst**

Chief, Poison Control Branch, Division of Direct Health Services, Public Health Service, U.S. Department of Health Education and Welfare, Silver Springs, Maryland

The establishment of a poison control center involves the creation of an agency which can communicate to a physician, under emergency conditions, the chemical composition of ingested substances and suggestions for diagnosis and treatment. Probably, the most important requisite for the successful operation of a poison control center is a properly qualified professional person who can devote a sufficient amount of time and energy to the program. This often necessitates his being compensated for his efforts.

The Poison Control Program in the United States is the inspiration of the American Academy of Pediatrics. In 1950, a survey of its members found that one of the problems confronting the pediatrician in private practice was obtaining reliable information on the formulation of an ingested product. More important, there was little, if any, information concerning the possible toxicity or the treatment which might be necessary. By 1953, the first poison control center was organized in Chicago, Illinois, to obtain these data so that they would be available to the physician by telephone when needed. Dr. EDWARD PRESS, Director of this first Center, described the purpose and organization as follows: "Although this (center) was primarily directed at children accidently swallowing some of the multifarious potentially toxic products in the home, it was a cooperative venture of the local health department, all 5 medical colleges in the city, the outpatient departments of the major Chicago hospitals, the State Toxicological Laboratory and the State Cripples Childrens Agency."

A second important objective of the center was to collect data on accidental poisoning. Of this, Dr. WILLIAM ADAMS, former President of the American Association of Poison Control Centers wrote:[1] "One must understand the distribution type and toxicity of the various poisons as well

---

[1] ADAMS, W. C., "Poison Control Centers: Their purpose and operation," Clinical Pharm. and Ther. **4**, 293–296 (May–June 1963).

as the circumstances under which the accident can occur and to whom. The accurate reporting of active cases provides a starting point not only for epidemiologic studies but for developing human experience data so essential to the development of the best therapeutic measures." The philosophy of the poison control movement can be stated as encompassing 2 mandates:

1. to make treatment information available to the practicing physician and 2. to utilize the practicing physician's clinical experience to improve therapeutic measures.

The Center's success in Chicago quickly resulted in the establishment of centers in 15 other cities in the United States. Since there was no exchange of information among these poison control centers, 16 groups were contacting industry for the same product information.

The operation of the centers appeared to be rather uniform. Generally, the senior pediatric resident served as the director of the center, with the junior pediatric residents responsible for answering requests for information. Residents in most centers had a list of consultants in medical specialties from whom they might obtain additional advice. Thus they were not completely dependent on the written material in their files. One of the major deficiencies of most centers was the lack of secretarial assistance to maintain files and records.

By 1956, it was apparent that some central organization was needed to gather information from industry and transmit it to all the poison control centers. Subsequently a committee representing industry, the health professions, and government recommended that a National Clearinghouse for Poison Control Centers be organized within the United States Public Health Service. The committee recommended that the Clearinghouse perform the following functions:

1. Interchange of information with local poison control centers throughout the country.

2. Stimulation of development of new or improved methods of prevention and treatment of poison cases, and encouragement of research, both basic and clinical.

3. Aid to States and local communities in establishing poison control centers.

4. Study of national and area trends in poisoning and successful methods of prevention and treatment; preparation of news releases for professional and lay health education.

5. Repository of information voluntarily provided by manufacturers.

The National Clearinghouse for Poison Control Centers was officially established within the Department of Health, Education, and Welfare, Public Health Service, July 1, 1957. Primary program emphasis was placed on [1] collection and dissemination of technical information on household products and medicines to established poison control centers [2] establishment of a reporting system to collect data from the treating unit and [3] establishment of additional centers to complete a network.

The collection of toxicological data on the vast number of chemicals and their combinations started slowly but has progressed rapidly in the past few years. However, there are still great voids regarding the actions of certain chemical combinations. There is also extreme trepidation on the part of researchers in transposing animal data to humans. The voluntary submission of information by manufacturers has been an additional limitation to the Clearinghouse, since they select the information to be submitted. We can and often do request additional information but have no assurance it will be submitted. However, manufacturers of pharmaceuticals have been most cooperative from the inception of the program. They not only keep us informed about new products but supply information on symptoms of overdose and recommend treatment in many instances. They often have results of treatment of overdose which support the recommendations. The number of centers grew rapidly and it became apparent that it would not be possible for the centers to maintain a true "confidentiality" of information, within the strictest sense of that term. It is quite natural, then, that industry, to preserve the product formulation from other manufacturers, would disguise the identification of certain items in a formulation by using descriptive terms, such as "anionic surfactant 2.5 %", rather than the specific chemical.

The primary mandate of the Poison Control Branch is to provide, to the present network of 563 Poison Control Centers in the United States, toxicity information on household products and medicines that may be ingested by young children. This is done by means of a basic card file furnished to each Center and supplemented periodically to include products entering the market. These index cards include the trade name of the product, the type of product, the manufacturer, the ingredients, the toxicity, the signs and symptoms which might be expected, and the recommended treatment. The information is taken from published literature in professional and trade journals, textbooks, voluntary submissions by manufacturers to the Branch, responses from industry to the Branch's request for information and data. These are then checked for accuracy, rewritten to conform to the Clearinghouse's format, and finally reviewed by *four non-governmental expert consultants*. The file, in conjunction with recommended textbooks, has proven successful in answering the vast majority of inquiries from physicians and parents in cases of poisoning accidents.

While the amount of information initially supplied to the National Clearinghouse was quite small, the quantity and quality have increased greatly in the last 5 years. Passage of a Federal Hazardous Labeling Law in 1960 requiring a statement of product hazard and active ingredient on the label for household products with an LD_{50} of 5 gm/kg or less has created a need for toxicological investigation of household products by producers. Some of the results of such studies are voluntarily submitted to the Clearinghouse, giving data on range of toxicity of household formulations and in some instances, gross pathology. However, such reports as these are very recent.

No stimulation from the government was needed to stimulate local communities to establish poison control centers. The national publicity given the problem of childhood poisoning, the need for prevention, and credit for the service performed in the 16 established centers resulted in centers being organized in many hospitals. The Poison Control Centers which exist in the United States are voluntary, completely autonomous, receive no financial support from the Federal Government. They are usually located in hospital emergency rooms, and although some centers do receive financial support from local sources, most use personnel and facilities already available within the hospital. Although many centers will accept telephone calls from the general public, several limit their serivces to physicians. This is a reflection of the basic concept of Poison Control Centers, which involves their establishment, evaluation, and supervision by the individual State Health Departments.

It might have been more adviseable for some hospitals to concentrate on providing treatment and depend on the larger centers, with more expertise, to provide information via telephone. However, the Federal Government does not license medical pratitioners in the United States. They are regulated by their respective State Governments. With 50 State Governments responsible for designating the poison control centers within their boundaries, considerable variation has grown into the program despite disseminated uniform guidelines of operation.

The services of the National Clearinghouse are available to all centers designated as such by their State Governments. Almost all centers have been established in hospitals. The laboratory of the center has no facilities for specialized chemical determinations, except those normally conducted for the routine of hospitalized patients. There is much variation in these facilities depending on the size of the hospital. Several State laboratories will perform limited toxicological analyses but the results are often delayed. Toxicology tests on victims of pesticide exposure will be performed by a special group in the U.S. Department of Health, Education, and Welfare. Even with these specialized units of the State and Federal Government plus a few highly qualified laboratories in large medical complexes, most physicians find it difficult to obtain a complete analysis of biological fluids so the chemical levels might be correlated with clinical findings.

The need to obtain information on the epidemiology of accidental poisoning was recognized by the founders of the program as evidenced by the recommendation that a reporting system be instituted. The Clearinghouse has made available a report form since 1959 to all centers desiring to report ingestion cases. The form is 5"×8" in size and in addition to the usual patient identification data, requests information on the substance ingested, clinical findings, if any, and the circumstances of the accident. These forms are tabulated by the National Clearinghouse for Poison

Table 1. *Accidental Ingestions Among Children Under 5 Years of Age. Type of Substance by Year of Report. Reported by Poison Control Centers 1963–1966*

Type of Substance	1966 No.	%	1965 No.	%	1964 No.	%	1963 No.	%
Medicines	34670	53.6	34483	54.4	28780	51.3	24335	51.8
Internal	31213	48.3	30870	48.7	25446	45.4	21588	46.0
Aspirin	16076	24.9	16328	25.8	12917	23.0	10808	23.0
Other	15137	23.4	14542	22.9	12529	22.3	10780	23.0
External	3457	5.3	3613	5.7	3334	5.9	2747	5.9
Cleaning and Polishing Agents	9398	14.5	9343	14.7	8918	15.9	7520	16.0
Petroleum Products	3243	5.0	3073	4.9	3014	5.4	2601	5.5
Cosmetics	3785	5.9	3271	5.2	3058	5.5	2459	5.2
Pesticides	3715	5.8	3856	6.1	3882	6.9	3370	7.2
Gases and Vapors	96	0.2	87	0.1	84	0.1	64	0.1
Plants	2153	3.3	2028	3.2	1700	3.0	1350	2.9
Turpentine, Paints, etc.	3260	5.0	3095	4.9	2878	5.1	2373	5.1
Miscellaneous	3911	6.1	3766	5.9	3484	6.2	2541	5.4
Not Specified	403	0.6	350	0.6	299	0.5	341	0.7
Total	64634	100.0	63352	100.0	56097	100.0	46954	100.0

Source: Individual reports submitted to the National Clearinghouse for Poison Control Centers (1966: 64,634 reports from 356 centers in 41 states[a]; 1965: 63,352 reports from 341 centers in 40 states[a]; 1964: 56,097 reports from 341 centers in 40 states[1]; 1963: 46,954 reports from 335 centers in 40 states[1].

[a] Includes District of Columbia, Canal Zone and Military bases abroad.
U.S. Department of Health, Education, and Welfare Public Health Service, Division of Direct Health Services. June 1967.

Table 2. *Type of Substance Ingested by Quarter of Year. In 73,560 Accidental Ingestions Among All Ages 1966*

Type of Substance	Total		Quarter of Year Jan.–March		April–June		July–Sept.		Oct.–Dec.	
	No.	%	No.	%	No.	%	No.	%	No.	%
Medicines	38698	52.6	12419	58.3	8997	50.0	8406	46.2	8876	55.4
Internal	34539	46.9	11183	52.5	7984	44.3	7414	40.7	7955	49.6
Aspirin	17095	23.2	5752	27.0	3837	21.3	3488	19.1	4018	25.1
Other	17444	23.7	5431	25.5	4147	23.0	3929	21.6	3937	24.6
External	4159	5.7	1236	5.8	1013	5.6	989	5.4	921	5.7
Cleaning and Polishing Agents	10725	14.6	3075	14.4	2745	15.2	2657	14.6	2248	14.0
Petroleum Products	3618	4.9	780	3.6	1047	5.8	1226	6.7	565	3.5
Cosmetics	4108	5.6	1219	5.7	1023	5.7	951	5.2	915	5.7
Pesticides	4434	6.0	975	4.6	1298	7.2	1403	7.7	758	4.7
Gases and Vapors	244	0.3	78	0.4	97	0.5	30	0.2	39	0.2
Plants	2660	3.6	315	1.5	529	3.0	1193	6.5	623	3.9
Turpentine, Paints, etc.	3615	4.9	938	4.4	899	5.0	994	5.5	784	4.9
Miscellaneous	4932	6.7	1351	6.3	1241	6.9	1227	6.7	1113	7.0
Not Specified	526	0.7	163	0.8	127	0.7	127	0.7	109	0.7
Total	73560	100.0	21313	100.0	18003	100.0	18214	100.0	16030	100.0

Source: Individual Poison reports (phone inquiries and treated cases) submitted to the National Clearinghouse for Poison Control Centers by 356 centers in 41 states.

U.S. Department of Health, Education, and Welfare, Public Health Service, Division of Direct Health Services June, 1967.

Control Centers. Approximately 100,000 reports are received annually from poison control centers (see Table 1). In recent years the percentage of requests for information for treatment of intentional ingestions has increased. The number also includes calls from parents seeking information on the possible dangers of a product before contacting their physician or going to the hospital.

We have received some valuable clinical information from the reports of accidental ingestions. The amount is limited, however, because the physician must remove the offending agent immediately if there is any indication the patient's health is endangered. Therefore, it is possible that some products appear to be harmless only because of prompt action in rendering medical care.

In summarizing 11 years experience in poison control activities in the United States, several factors become apparent. The efficiency with which information is dispatched by the centers increases with the volume of requests they process; hence a few large centers with permanent personnel do a better job than a large number of smaller centers. Information is avaiblable from the individual center on approximately 95 % of the requests; the other 5 % require additional research.

The reporting system has given us an insight as to the products being ingested but we have not received as much clinical information as we would hope. Formula information have accumulated with progressive rapidity and large amounts are now being received on household products.

The evaluation of toxicity and necessary treatment still present a difficult problem. Finally, the treatment of multiply ingestions requires the continuous collection of case reports with the hope that some clinical pattern will develop to indicate the predominance of certain actions. The accumulation of such information can be accomplished only over a period of time.

Zusammenfassung

Die steigende Zahl von Vergiftungen – besonders bei Kindern – führte bereits vor 15 Jahren dazu, daß die Kinderärzte von Chicago sich mit anerkannten Vergiftungs-Fachleuten zusammenschlossen und das erste *„Poison Control Center"* *1953* in Chicago aufbauten. Seine Organisation und Funktion bewährte sich so, daß bald darauf in 15 größeren Städten der USA ähnliche Zentren eingerichtet wurden.

Um jedoch ein *rationelles und weitgehend einheitliches Arbeiten* zu erreichen, wurde 1957 vom Department of Health, Education and Welfare des Public Health Service ein sog. National Clearinghouse for Poison Control Centers gegründet, welche seinerseits die Verbindung mit der Industrie, also dem Hersteller von Arznei- bzw. Haushaltsmitteln aufnahm, um genaue Angaben über die Zusammensetzung ihrer Präparate und mögliche *toxische* Eigenschaften einzuholen. Mit diesen gesammelten Befunden wurde im Laufe der Zeit eine *Informationskartei* aufgebaut, welche allen interessierten Zentren – die von ihrer jeweiligen Regierung als solche anerkannt sind – zugeschickt wird. Andererseits werden von außen, also den P.C.C. alle Beobachtungen und Erfahrungen über Vergiftungen dem National Clearinghouse mitgeteilt (eine Art Meldepflicht), wobei ein von diesem entworfener Fragebogen zu näheren Einzelheiten über die Vergiftung benutzt wird (etwa 100000 pro Jahr!). Diese Mitteilungen dienen dem Clearinghouse zur Durchführung entsprechender Maßnahmen zur Verhütung weiterer Vergiftungen und zur Verbesserung der Therapie.

Im Laufe der Entwicklung konnte immer deutlicher zwischen einem Poison Treatment Center und einem Poison Information Center unterschieden werden. Ersteres ist häufig im sog. emergency room des Krankenhauses untergebracht und dient der Behandlung von Vergiftungen. Fast immer fehlt eine finanzielle Unterstützung des jeweiligen Bundesstaates, so daß mit dem gerade Vorhandenen ausgekommen werden muß (einschließlich Laborausrüstung). Der Aufbau der einzelnen Zentren ist mitunter sehr unterschiedlich und hängt wesentlich von der persönlichen Initiative Einzelner ab. In der Ausgestaltung des Entgiftungsprogramms herrscht völlige Freizügigkeit. Das National Clearinghouse hat keine Befugnisgewalt; es steht nur mit seiner Information und koordinierenden Hilfe zur Seite.

Gegenwärtig gibt es 563 P.C.C. in den USA.

Reine Informationszentren sind selten. Gewöhnlich wird das usprüngliche Ziel, nämlich die Information bei Vergiftungen, auch vom Treatment Center miterledigt und die Information nur dem Arzt gegeben. Dabei steht und fällt die Brauchbarkeit der Auskunft mit der jeweils dahinterstehenden Fachkraft und ist direkt proportional der pro Jahr bearbeiteten Fälle. Die Inf.-Kartei alleine genügt nicht!

Für manche Krankenhäuser wäre es sinnvoller, sich auf die Behandlung zu beschränken und die Information den großen Zentren mit der entsprechenden Sachkenntnis zu überlassen.

Eine zentrale Steuerung durch die Bundesregierung ist in den Vereinigten Staaten nicht möglich; jeder Staat ist in dieser Hinsicht autonom. Bei 50 Staaten mit jeweils eigener Regelung innerhalb ihrer Grenzen hat das Unternehmen verschiedene Formen angenommen, obgleich vereinzelt einheitliche Richtlinien im Vorgehen existieren.

Die Mitteilungen der Industrie an das P.C.C., ursprünglich als „vertraulich" herausgegeben, wurde mit dem Größerwerden des Kreises aus verständlicher Konkurrenzfurcht immer mehr verschleiert, so daß es schließlich ganz in das Ermessen des Herstellers gestellt blieb, wie genau er seine Angaben über ein Produkt für die Informationskartei frei gab. Mit

Verabschiedung des Federal Hazardous Labeling Law (1960) ist er aber gezwungen wenigstens für Handelsprodukte, welche eine toxische Substanz mit einer LD 50 von 5 g/kg und weniger diese schon auf der Verpakkung genau zu deklarieren. Damit wurde auch das toxikologische Gewissen der Hersteller von Haushaltsmitteln wachgerüttelt, so daß der Idealzustand einer Informationskartei heute schon greifbarere Formen annimmt.

III. Organisation von Entgiftungszentralen

Einzelvorträge

Vorsitz: Prof. Dr. **G. A. Neuhaus** (Berlin)
Prof. Dr. **E. Nilsson** (Lund)

Zur Wirtschaftlichkeit von Intensivpflege-abteilungen

Kostenstrukturen, finanzielle Belastung, Social Benefits

Von **B. Bellinger**

Aus dem Institut für Bank- und Kreditwirtschaft der Freien Universität Berlin
(Direktor: Prof. Dr. B. Bellinger)

I. *Gliederung des Referats:* 1. Erhebungsgrundlage, 2. Investitionsvolumen,
3. Struktur der angefallenen Kosten, 4. Erlöse und social costs, 5. social
benefits, 6. betriebswirtschaftliche und gesamtwirtschaftliche Wirtschaftlichkeit.
II. *Abbildungen:* 1. Struktur des Krankenguts, 2. Struktur des Investitionsvolumens, 3. Kapazität und Kapazitätsausnutzung, 4. Struktur der Gesamtkosten nach Kostenarten, 5. Krankengut nach Alter, Geschlecht und durchschnittlicher Lebenserwartung.

1. Erhebungsgrundlage

Die folgende Studie gründet auf Erhebungsarbeiten, die von Ende 1967
bis Mitte 1968 am Reanimationszentrum (Intensivbehandlungsstation) der
I. Medizinischen Universitätsklinik der Freien Universität Berlin im Städtischen Krankenhaus Westend für das Jahr 1967 durchgeführt wurden. Aus-
gangsmaterial der Erhebungsarbeiten waren umfangreiche Statistiken und
das Zahlenmaterial der Buchhaltung, die wegen der speziellen Fragestellung
mit Hilfe von Stichproben auf ihre Verläßlichkeit geprüft und durch zusätzliche Erhebungen ergänzt wurden.

Das untersuchte Reanimationszentrum verfügt über 22 Normal-Betten
und ist somit eine relativ große Einheit. Es dient der Behandlung akuter
respiratorisch-zirkulatorischer Notfälle. Postoperative Fälle – bis auf wenige
neurochirurgische – und Fälle einer extrakorporalen Nierendialyse fehlen
völlig. Tabelle 1 gibt eine Übersicht über die Struktur des Krankenguts
nach Einweisungsdiagnosen und Berufsgruppen. Aus dieser Abbildung ist
ersichtlich, daß die Intoxikationsfälle mit ca. 77 % aller Fälle im Vordergrund stehen. Die Mortalitätsziffer der letzten 10 Jahre betrug durchschnittlich etwa 12 % aller lebend eingelieferten Patienten. Die Invaliditätsquote
ist auf etwa 5 % dieser Grundgesamtheit zu schätzen.

Tabelle 1. *Struktur des Krankengutes*

Einweisungsdiagnosen Berufsgruppen	Schlafmittel-Intoxikationen (SV)		CO-Intoxikationen		Sonstige Intoxikationen u. Strangulationen		Schädel-Hirntraumen		Innere Erkrankungen u. Cor pulmonale		Neuro-chirurgische Fälle		Summe	%
	männl.	weibl.	männl.	weibl.	männl.	weibl.	männl.	weibl.	männl.	weibl.	männl.	weibl.		
Kinder unter 16 Jahren (einschl. Schüler)	4	18	0	0	2	9	2	0	2	2	1	0	40	4,1
Arbeits- und Berufslose	22	19	0	0	7	2	2	0	4	3	1	0	60	6,1
Arbeiter einschl. Lehrlinge u. Handwerker	113	71	17	4	38	12	3	0	9	5	12	14	298	30,2
Hausfrauen		86		7		7		1		14			115	11,7
Untere und mittlere Angestellte	48	102	2	0	11	20	2	2	0	7	0	0	194	19,7
Höhere bzw. leitende Angestellte	9	8	2	0	0	1	0	0	1	0	0	0	21	2,1
Gastarbeiter	3	5	0	0	0	2	0	0	0	1	0	0	11	1,1
Beamte	3	4	0	0	2	0	0	0	1	1	1	1	13	1,3
Freie Berufe	18	12	2	3	4	1	0	0	3	0	1	0	44	4,4
Studenten	3	2	1	0	2	5	0	0	0	0	0	0	13	1,3
Rentner	27	48	0	6	7	8	1	2	31	34	3	11	178	18,0
Gesamtzahl	625		44		140		15		118		45		987	100,0
Anteil in Prozent	63,3		4,4		14,2		1,5		12,0		4,6		100	

Das Personal des Berliner Reanimationszentrums besteht aus 7 Assistenz-ärzten, 1 Stationsschwester, 20 Vollschwestern, 4 Stationsgehilfen, 1 Techniker und 1 Sekretärin. Dazu treten pro Nacht durchschnittlich 2 studentische Nachtwachen.

2. Investitionsvolumen

Sieht man eine Intensivpflegeabteilung vom wirtschaftlichen Standpunkt aus, so fragt man nach den einmaligen und laufenden Aufwendungen, nach den Erträgen und nach dem Verhältnis der Aufwendungen zu den Erträgen. Im folgenden wollen wir uns zunächst den einmaligen Aufwendungen zuwenden, die wir als Investitionsvolumen bezeichnen. Das hier zu besprechende Investitionsvolumen bezieht sich nur auf die rein materielle Ausstattung des Berliner Reanimationszentrums. Damit entspricht das Investitionsvolumen dem Geldbetrag, der für die Errichtung, Einrichtung und Ausrüstung der Intensivstation aufgewendet werden mußte. Umfang und Struktur dieses Investitionsvolumen gibt Tabelle 2 wieder.

Für den medizinischen, den Pflege-, Wirtschafts- und Verwaltungsbereich waren Investitionen in Höhe von DM 465 300,— notwendig gewesen. Dabei wurde davon ausgegangen, daß die Intensivstation in den Verwaltungsbereich eines großen Krankenhauses eingegliedert ist. Wird noch eine zentrale Überwachungsanlage der Vitalwerte (Physiopolygraph) für 5 Patienten installiert, so erhöht sich die Summe um DM 56 000,— auf DM 521 300,—. Von diesem Betrag entfallen allein 86,8 % auf den medizinischen Bereich, davon 56,8 % auf medizinische Geräte, je 11 % auf die Überwachungsanlage und die medizinisch-technischen Instrumente und 7 % auf den kleineren medizinischen Sachbedarf. Ohne Überwachungsanlage stiege der Anteil der medizinischen Geräte auf etwa 64 % des gesamten Investitionsvolumens.

Zu den obigen Aufwendungen kommen diejenigen für das Gebäude (ohne Grundstücke) und die technischen Bau- und Betriebsanlagen wie z. B. Sauerstoff- und Druckluftanlagen hinzu. Bei der neuen, isoliert gebauten postoperativen Intensivbehandlungseinheit des Rudolf-Virchow-Krankenhauses, Berlin, für 20 Betten ergab die Kostenrechnung DM 360,— je cbm umbauten Raum oder DM 1500,— je qm. Umgerechnet auf die Intensivstation am Krankenhaus Westend betrüge der zusätzliche Investitionsbetrag für Gebäude und bauliche Anlagen etwa DM 958 500,—. Das gesamte Investitionsvolumen einer Intensivstation in Berliner Dimension wäre dementsprechend mit DM 1 479 800,— zu veranschlagen. Legt man der Untersuchung die räumlich großzügigere Konzeption der Intensivstation am Rudolf-Virchow-Krankenhaus von 1070 qm (davon allein 880 qm Funktionsfläche) zugrunde, so ergibt sich ein Investitionsbetrag für die Baulichkeiten von DM 1 635 000,—. In diesem Betrag sind die baulichen Einrichtungen für ein zentrales Überwachungsgerät für 8 Patienten berücksichtigt. Rechnet man die Investitionsbeträge für die medizinisch-technischen Anlagen, die Instrumente, Geräte und die Anlagegüter des Pflege-, Wirtschafts- und Ver-

Tabelle 2. *Struktur des Investitionsvolumens*

	Betrag in DM	% ohne Pos. 1–3	% mit Pos. 1–3	Betrag in DM	% ohne Pos. 1–3	% mit Pos. 1–3
1. *Gebäude (Grundstück nicht berücksichtigt.)*						
2. *Techn. Bauanlagen*	bei 639 m²					
3. *Techn. Betriebsanlagen*	à 1500,—			958 500,—	—	64,8
4. *Med.-techn. Anlagen, Instrumente u. Geräte*						
4.1. Med.-techn. Anlagen (zentrale Überwachungsanl. d. Vital- werte [Physiopolygraph] f. 5 Patienten)	56 000,—	10,7	3,8			
4.2. Med.-techn. Instrumente	57 000,—	10,9	3,9			
4.3. Med. Geräte	296 000,—	56,8	20,0			
4.4. Med. Mobiliar	7 000,—	1,4	0,5			
4.5. Kleinerer med. Sachbedarf	36 000,—	6,9	2,4			
4.6. Krankenpflegeartikel	700,—	0,1	—	452 700,—	86,8	30,6
5. *Anlagegüter des Pflegebereichs*						
5.1. Bettwerk für 22 Betten	34 400,—	6,6	2,3			
5.2. Pflegegerät	3 500,—	0,7	0,2			
5.3. Pflegemobiliar außer Bettwerk	9 000,—	1,7	0,6			
5.4. Wäsche und Textilien	8 600,—	1,6	0,6	55 500,—	10,6	3,7
6. *Anlagegüter des Wirtschaftsbereiches*						
6.1. Wirtschafts- und Reinigungsgeräte	1 100,—	0,2	0,1			
6.2. Wirtschaftsmobiliar	8 300,—	1,6	0,5	9 400,—	1,8	0,6
7. *Anlagegüter des Verwaltungsbereichs*						
7.1. Büromobiliar	2 000,—	0,4	0,2			
7.2. Büromaschinen	1 700,—	0,3	0,1	3 700,—	0,7	0,3
Gesamtes Investitionsvolumen (einschl. Vitalwertkontrollanlage)				1 479 800,—	—	100
Gesamtes Investitionsvolumen (ohne Vitalwertkontrollanlage)				1 423 800,—	—	—
Investitionsvolumen *ohne* Gebäude, techn. Bau- u. Betriebsanlagen u. Vitalwertkontrollanlage				465 300,—	89	—
Investitionsvolumen ohne Gebäude u. techn. Anl. m. Vitalwert- kontrollanlage				521 300,—	100	—

waltungsbereiches hinzu, so ergibt sich als *Gesamtinvestitionsvolumen für eine neu zu erstellende, moderne Intensivbehandlungseinheit* von ca. 20–22 Betten ein Betrag von *DM 2156300,—*.

Zu beachten ist jedoch, daß man ein Reanimationszentrum nicht für diesen Betrag „auf der grünen Wiese" errichten kann. Eine solche Station erfordert erhebliche Labor- und konsiliarische Leistungen. Stehen diese Leistungen nicht zur Verfügung, so würden, vor allem wegen der erforderlichen Laboreinrichtungen, erheblich höhere Investitionen erforderlich sein.

3. Kostenstruktur

Um die Kostenstruktur einer Intensivstation beurteilen zu können, bedarf es vorweg der Kenntnis einiger mengenmäßiger Bezugsgrößen wie die Anzahl der Pflegetage nach Mitternachtsbeständen, die durchschnittliche Bettenausnutzung und die durchschnittliche Verweildauer. Für das Berliner Reanimationszentrum gehen diese Gegebenheiten aus Tabelle 3 „Kapazität und Kapazitätsausnutzung, durchschnittliche Verweildauer und Jahreswechselhäufigkeit (Patienten pro Bett im Jahr)" hervor.

Tabelle 3. *Kapazität und Kapazitätsausnutzung, durchschnittliche Verweildauer und Jahreswechselhäufigkeit (Patienten pro Bett im Jahr)*

	Reanimations-zentrum Berlin 1967	Berlin (West) 1966[a] (Krankenhäuser f. Akut-Kranke)	Bundesrepublik 1966[a]
Normalbettenbestand	22		
Pflegetage 1967 nach Mitternachtsbeständen	4588		
Jahreswechselhäufigkeit (Patienten pro Bett im Jahr)	84,1		
Durchschnittlich im Jahr 1967 belegte Betten	12,6		
Bettenausnutzung in %	57,1	95,2	Krankenhäuser f. Akut-Kranke 19,5 Unfallkrankenhäuser 29,4
Durchschnittliche Verweildauer eines Patienten in Tagen	4,3	27,1	Krankenhäuser f. Akut-Kranke 88,6 Unfallkrankenhäuser 94,9

[a] Wirtschaft und Statistik, Heft 1, 1968, S. 7*. Für 1967 stehen die Zahlen noch nicht zur Verfügung.

Auffällig ist die niedrige durchschnittliche Verweildauer der Patienten von 4,3 Tagen. Sie läßt sich insbesondere daraus erklären, daß im Besserungsfall für die einliefernden Krankenhäuser eine Verpflichtung zur Rücknahme besteht. Dadurch ist zwar die Bettenausnutzung mit 57,1 % relativ niedrig, sie bedeutet aber, daß für Spitzenzeiten eine ausreichende Kapazität bereitsteht. Das Zahlenmaterial aus Tebelle 3 erlaubt auch einen Vergleich mit entsprechenden Gegebenheiten bei anderen Krankenhäusern.

Die folgende Kostenanalyse verwendet als Einteilungskriterium nicht die weitgehend kameralistisch orientierten Selbstkostenberechnungsrichtlinien der Bundespflegesatz-Verordnung, sondern teilte die Gesamtkosten in folgende 8 Kostenarten ein:

1. Personalkosten (einschließlich Arbeitgeberanteil zur Sozialversicherung),
2. Lebensmittelkosten,
3. Kosten des medizinischen Bedarfs,
4. Kosten für Wasser, Energie und Brennstoffe,
5. Kosten des Wirtschaftsbedarfs,
6. Kosten des Verwaltungsbedarfs,
7. kalkulatorische Abschreibungen und
8. kalkulatorische Zinsen.

Für die Intensivstation wurden die Kosten nach jeder Kostenart im Krankenhaus Westend erhoben. Für die von fremden Stellen bezogenen Labor- und konsiliarischen Leistungen wurde eine innerbetriebliche Leistungsverrechnung vorgenommen. Kosten der allgemeinen Krankenhausverwaltung des Städtischen Krankenhauses Westend konnten nicht umgelegt werden, da das kameralistische Buchungssystem in diesem Krankenhaus hierfür nicht die Voraussetzungen bot. Intensivstationen sind aber wohl immer in den größeren Verwaltungs- und Wirtschaftsapparat eines Krankenhauses eingegliedert, so daß die Verrechnung der allgemeinen Verwaltungskosten für unsere Untersuchung entbehrlich erscheint.

Tabelle 4 enthält die Gesamtkosten nach den oben genannten Kostenarten mit weiterer Unterteilung. Insgesamt betrugen die Kosten der untersuchten Intensivstation im Jahre 1967 DM 1376340,—. Davon entfielen allein etwa 50,5 % (694,8 TDM) auf den medizinischen Bedarf und 36 % (496,6 TDM) auf Personalkosten. Innerhalb des medizinischen Sachbedarfs stellen die Arznei-, Heil- und Stärkungsmittel (einschließlich Blutersatzmittel) mit 209,5 TDM (15,2 %) den Hauptanteil. Bei dem sonstigen medizinischen Bedarf machen allein die Laborleistungen 277,7 TDM (20,2 %) aus. Von den übrigen Kosten fallen nur noch die kalkulatorischen Abschreibungen mit 95,1 TDM (6,9 %) und die kalkulatorischen Zinsen mit 41,6 TDM (3,0 %) ins Gewicht.

Tabelle 4. *Struktur der Gesamtkosten nach Kostenarten*

	Kosten in DM im Jahr 1967			
		%		%
1. *Personalkosten*				
1.1. Pflegepersonal	290 600,—	21,1		
1.2. Ärztliches Personal	135 600,—	9,9		
1.3. Studentische Nachtwachen	34 880,—	2,5		
1.4. Sonstiges Personal	35 520,—	2,6	496 600,—	36,1
2. *Lebensmittelkosten*			16 650,—	1,2
3. *Medizinischer Sachbedarf*				
3.1. Arznei-, Heil- u. Stärkungsmittel (einschl. Blutersatzmittel)	209 450,—	15,2		
3.2. Sauerstoff	62 160,—	4,5		
3.3. Antibiotika	30 950,—	2,3		
3.4. Verbandstoffe	10 600,—	0,8		
3.5. Kleinerer med. Sachbedarf	34 300,—	2,5		
3.6. Fachbücher u. -zeitschriften von geringem Wert	200,—	—		
3.7. Heilbedarf und Krankenpflegeartikel	240,—	—		
3.8. Blutkonserven	30 380,—	2,2	378 280,—	27,5
4. *Sonstiger med. Bedarf (Labor- u. konsiliarische Leistungen)*				
4.1. Laborleistungen	277 680,—	20,2		
4.2. Röntgenologie	6 720,—	0,5		
4.3. Kardiologie	9 730,—	0,7		
4.4. EEG	2 070,—	0,2		
4.5. EKG	8 470,—	0,6		
4.6. HNO	1 650,—	0,1		
4.7. Pathologie	10 210,—	0,7	316 530,—	23,0
5. *Wasser, Energie u. Brennstoffe*			13 200,—	1,0
6. *Wirtschaftsbedarf*				
6.1. Wasch-, Reinigungs- u. Grobdesinfektionsmittel einschl. geringwert. Haushaltsartikel	1 490,—	0,1		
6.2. Kosten der Wäschereinigung (Wäscherei)	14 220,—	1,0	15 710,—	1,1
7. *Verwaltungsbedarf*			2 710,—	0,2
8. *Kalkulatorische Abschreibungen*				
8.1. Gebäude einschl. d. techn. Bau- u. Betriebsanlagen	31 950,—	2,3		
8.2. Zentrale Überwachungsanlage (5 Patienten)	5 700,—	0,4		
8.3. Med. Instrumente u. Geräte	47 940,—	3,5		
8.4. Med. Mobiliar	440,—	—		
8.5. Bettwerk	3 430,—	0,3		
8.6. Pflegegerät u. Pflegemobiliar (außer Bettwerk)	1 550,—	0,1		
8.7. Wäsche u. andere Textilien	2 860,—	0,2		
8.8. Anlagegüter d. Wirtschafts- u. Verwaltungsbereichs	1 210,—	0,1	95 080,—	6,9
9. *Kalkulatorische Zinsen (6%)*				
9.1. Gebäude, techn. Bau- und Betriebsanlagen	28 760,—	2,1		
9.2. Med. Instrumente, Geräte, Anlagegüter d. Pflege-, Wirtschafts- u. Verwaltungsbereichs	12 820,—	0,9	41 580,—	3,0
Gesamtkosten im Jahre 1967			1 376 340,—	100

Vom Gesichtspunkt der Kosten aus stellen die Personalkosten, der medizinische Sachbedarf und die Laborleistungen eine Besonderheit gegenüber dem gewöhnlichen Krankenhausbetrieb dar. Sie sind vergleichsweise hoch. Nach einer Untersuchung von HÄRING, die im Rechnungsjahr 1961 in 25 bayerischen Krankenhäusern stattfand, machten die Kosten des medizinischen Bedarfs im Durchschnitt nur 9,4 % der Gesamtkosten aus[1]. In unserem Falle betrug dieser Anteil 50,5 % der Gesamtkosten. Der hohe Anteil von 20,2 % der Gesamtkosten, den die Laborleistungen aufweisen, macht die Verbundenheit des Reanimationszentrums mit externen Stellen deutlich. Der hohe Anteil der Personalkosten entsteht vor allem dadurch, daß ein vergleichweise großes und qualifiziertes Personal beschäftigt und in ständiger Bereitschaft gehalten werden muß.

Rechnet man die Gesamtkosten pro Jahr von DM 1376340,—, die bei 4588 Pflegetagen entstanden sind, auf den einzelnen Pflegetag um, so ergeben sich DM 300,— Kosten je Pflegetag. Bei einer durchschnittlichen Verweildauer der Patienten von 4,3 Tagen im Jahr belaufen sich die durchschnittlichen Kosten je Patient auf ca. DM 1300,—.

4. Erlöse und social costs

Die Erlöse des Jahres 1967 betrugen insgesamt DM 183520,—. Dieser Betrag steht offenbar in einem sehr ungünstigen Verhältnis zu den Gesamtkosten von DM 1376340,—. Daher empfiehlt es sich, sich etwas näher mit dem Subventionsbetrag aus der Differenz zwischen diesen beiden Beträgen in Höhe von DM 1192820,—, den unmittelbaren social costs der Intensivpflegeabteilung, zu beschäftigen.

Subtrahiert man von den Kosten je Pflegetag in Höhe von DM 300,— die Krankenkassenerstattungssätze der 3. Pflegeklasse von durchschnittlich DM 40,—, so ergibt sich pro Pflegetag ein nicht gedeckter Differenzbetrag von DM 260,—. Bezieht man diesen Betrag auf die durchschnittliche Verweildauer eines Patienten, so ergibt sich ein durchschnittlicher Fehlbetrag je Patient von DM 1118,—. Zu diesem Betrag müssen die Transportkosten hinzugerechnet werden, die der Patient nicht zu erstatten braucht. Etwa 89 % der Patienten kamen durch externe Aufnahme in das Reanimationszentrum. Dabei entfiel der größere Teil auf die Einlieferung durch die Feuerwehr mit Kosten von durchschnittlich etwa DM 62,— je Patient. Durchschnittlich ergaben sich also pro Patient für Behandlungs-, Pflege- und Transportkosten insgesamt DM 1180,—. Diesen Betrag – aufgerundet etwa DM 1200,— – muß die menschliche Gemeinschaft bzw. die Gebietskörperschaft je Intensivpflegekrankenfall aufbringen. Insgesamt machte dieser Subventionsbetrag für das Berliner Reanimationszentrum bei 987 Fällen im Jahre 1967 DM 1173600,— aus. Die Differenz gegenüber dem oben ermittelten Betrag der social costs in Höhe von DM 1192820,— entsteht durch die Verwendung von Durchschnittswerten bei der zweiten, mehr überschlägigen Rechnung, die aber gleichzeitig als eine Kontrollrechnung angesehen werden kann. Zu diesem Betrag der social costs

---

[1] HÄRING, HANS, Medizinischer Bedarf in der Kostenrechnung, in: Die Krankenhausumschau, 32. Jahrgang, 1963, S. 54–56.

in Höhe von ca. 1,2 Mio. DM treten noch die Kosten der durchschnittlichen Lohn- bzw. Gehaltsfortzahlung im Krankheitsfalle. Diese betragen bei Berücksichtigung der Verlegung von Patienten in andere Stationen bzw. Krankenhäuser – welche etwa 29,5 % des nicht verstorbenen Krankengutes ausmacht – DM 178 850,—, sofern auch hier der durchschnittliche Brutto-Beitrag zugrunde gelegt wird.

5. Social benefits

Dem Gesamtbetrag der social costs für 1967 sind nunmehr die social benefits gegenüberzustellen, um die Frage beantworten zu können, ob die hohen jährlichen Aufwendungen für ein Reanimationszentrum durch entsprechende volkswirtschaftliche Beiträge der behandelten Patienten zum Sozialprodukt gedeckt werden.

Nach der amtlichen Statistik der Bundesrepublik für 1967 läßt sich der durchschnittliche Brutto-Beitrag je Beschäftigten monatlich mit DM 958,— angeben[2]. Subtrahiert man den durchschnittlichen Verbrauch je Kopf der Bevölkerung von DM 392,— monatlich[3], so ergibt sich ein durchschnittlicher monatlicher Nettobeitrag je Beschäftigten von DM 566,—. Der jährliche Nettobeitrag je Beschäftigten beträgt mithin durchschnittlich DM 6792,—.

Die obige Angabe gilt für den monatlichen Netto-Beitrag je Beschäftigten. Für die anderen Gruppen der Bevölkerung wie Hausfrauen, Arbeits- und Berufslose, Studenten, Kinder und Rentner lassen sich keine statistischen Angaben über deren Wertschöpfung machen. Berücksichtigt man aber, daß Kinder und Studenten, aber auch Arbeits- und Berufslose nach einem gewissen time-lag durchaus ihren Beitrag zum volkswirtschaftlichen Sozialprodukt leisten werden, so bleibt im wesentlichen die Gruppe der Rentner mit knapp 20 % des Krankengutes übrig.

Wichtig für die Beurteilung der social benefits ist die Altersstruktur des 1967 behandelten Krankengutes. Sie ist in Tabbelle 5 wiedergegeben und graphisch dargestellt. Auffällig war, daß 50 % der männlichen Kranken jünger als 30 Jahre und 50 % der weiblichen Patienten jünger als 34 Jahre waren. Die durch die Intensivbehandlung den Patienten erhaltene durchschnittliche Lebenserwartung ist daher hoch. Tabelle 5 enthält diese durchschnittlichen Lebenserwartungen für das letzte Alter der jeweiligen Altersgruppe[4].

Für die Ermittlung der social benefits sind nun aber nicht die durchschnittliche Lebenserwartung, sondern die durch die Intensiv-Therapie erhaltenen künftigen Jahre des produktiven Beitrags eines Patienten zum Sozialprodukt entscheidend, insbesondere seine künftige Netto-Wertschöpfung. Die Zeit vor dem Eintritt ins Erwerbsleben und diejenige nach dem Austritt aus dem Erwerbsleben darf also nicht berücksichtigt werden. Die entsprechenden Schwellen dürften durchschnittlich im Alter von 20 Jahre einerseits und bei Männern im Alter von 65 Jahren und bei Frauen in einem Alter von 60 Jahren andererseits angenommen werden. Zu beachten ist auch, daß nur etwa 30 % der weiblichen Bevölkerung am Erwerbsleben teilnehmen. Nur diesem Teil der weiblichen Bevölkerung soll im folgenden statistisch eine Wertschöpfung zugerechnet werden. Des weiteren sind die Mortalitätsquote (11,6 %) und die Invaliditätsquote (5,0 %) zu berücksichtigen.

---

[2] Errechnet aus: Statistisches Jahrbuch für die Bundesrepublik Deutschland 1968, S. 501, Tabelle 9.

[3] Vgl. Statistisches Jahrbuch 1968, S. 503, Tabelle 11.

[4] Die Werte für die durchschnittliche Lebenserwartung sind dem Statistischen Jahrbuch der Bundesrepublik Deutschland, 1968, S. 51, Tabelle 11, entnommen.

Unter den obigen Voraussetzungen kann für das Berliner Reanimationszentrum mit seinem relativ jungen Krankengut eine durchschnittliche Gesamtzahl
von 12 267 künftigen „produktiven" Jahren gerechnet werden. Davon entfallen
auf die männlichen Patienten 9370 und auf die weiblichen Patienten 2897 durch
Intensiv-Therapie „gerettete" Erwerbsjahre. Bei einer durchschnittlichen Netto-
Wertschöpfung von DM 6792,— pro Jahr ergibt sich mithin ein Betrag von
DM 83 317 464,—, also etwa 83 Mio DM an jährlichen social benefits.

Tabelle 5. *Krankengut nach Alter, Geschlecht und durchschnittlicher Lebenserwartung*

Alter in Jahren	männlich			weiblich		
	Anzahl	Kumulation	Lebenserwartung in Jahren[a]	Anzahl	Kumulation	Lebenserwartung in Jahren[a]
0– 5	3	3	64,77	2	2	70,34
6–10	3	6	59,96	1	3	65,47
11–15	8	14	55,11	23	26	60,57
16–20	27	41	50,44	44	70	55,71
21–25	91	132	45,83	73	143	50,86
26–30	83	215	41,17	85	228	46,03
31–35	45	260	36,52	66	294	41,26
36–40	9	269	31,93	36	330	36,55
41–45	31	300	27,44	40	370	31,93
46–50	18	318	23,13	45	415	27,44
51–55	22	340	19,09	30	445	23,10
56–60	29	369	15,46	33	478	18,92
61–65	14	383	12,32	21	499	15,04
66–70	19	402	9,64	19	518	11,54
71–75	14	416	7,34	19	537	8,54
76–80	4	420	5,41	17	554	6,15
81–85	1	421	3,95	9	563	4,42
86–90	0	421	2,89	1	564	3,26
91–95	1	422	—	1	565	—
	422			565		

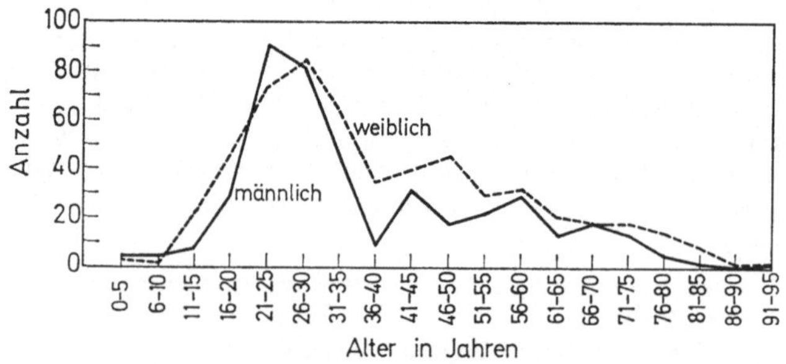

[a] Stat. Jahrbuch für die Bundesrepublik Deutschland 1968, S. 51, Tabelle 11.

6. Betriebswirtschaftliche und gesamtwirtschaftliche Wirtschaftlichkeit

Die betriebswirtschaftliche Wirtschaftlichkeit ergibt sich aus der Differenz der entstandenen Kosten in Höhe von DM 1376340,— und der diesen gegenüberstehenden Erlösen von 183520,—. Vom betriebswirtschaftlichen Standpunkt aus gesehen ist das Berliner Reanimationszentrum nicht wirtschaftlich. Eine solche Station darf aber nicht nach rein betriebswirtschaftlichen Gesichtspunkten beurteilt werden. In jedem Fall müssen in den Wirtschaftlichkeitskalkül die social costs und die social benefits einbezogen werden. Die gesamtwirtschaftliche Wirtschaftlichkeit ist also entscheidend.

Die gesamtwirtschaftliche Wirtschaftlichkeit läßt sich nach den vorangegangenen Ermittlungen einfach feststellen. Hierbei kann in diesem Falle darauf verzichtet werden, die Beiträge der social benefits auf das Jahr 1967 zu diskontieren, weil die volkswirtschaftlichen Wachstumsraten eine gegenläufige Wirkung ausüben und den Diskontbetrag weitgehend kompensieren. Social benefits in Höhe von ca. 83,3 Mio DM stehen social costs in Höhe von ca. 1,4 Mio DM gegenüber. Das Berliner Reanimationszentrum „rettet" also jährlich eine durchschnittliche Netto-Wertschöpfung von ca. 81,9 Mio DM. An seiner Wirtschaftlichkeit kann daher kein Zweifel bestehen.

Das obige eindrucksvolle Ergebnis mag in einem kleinen anderen Vergleich anschaulich gemacht werden. Oben sagten wir, daß wir für die Gruppe der Rentner keinen Betrag für deren künftige Wertschöpfung eingesetzt haben. Der Anteil der Rentner an den Gesamtkosten machte DM 210000,— aus. Dies ist ein Betrag, den ein durch Intensiv-Therapie geretteter 35jähriger männlicher Patient bereits *allein* mit seiner durchschnittlichen künftigen Wertschöpfung erbringt. Ein anderer Vergleich ist ebenso sinnfällig: Ein einzelner Patient des Reanimationszentrums verursacht an social costs DM 1180,—. Als Beschäftigter erbringt er an social benefits jährlich DM 6792,—. Stellt man diese Zahlen einander gegenüber, so ergibt sich, daß ein im Beruf stehender Patient des Reanimationszentrums den für ihn erforderlichen Subventionsbetrag bereits nach etwa 2 Monaten durch seine Arbeit in der Volkswirtschaft wieder beigebracht hat. Diese Beispiele zeigen sinnfällig, wie wirtschaftlich eine Intensivpflegeabteilung bei entsprechendem Bedarf ist.

Organisatorische Probleme
bei der Behandlung von Vergiftungen

Von **P. Oettel**

Aus dem Institut für Anaesthesiologie der Universität Mainz
(Direktor: Prof. Dr. R. Frey)

Jede akute Vergiftung stellt an den gerufenen Arzt die Forderung *sofort* zu handeln. Der kategorische Sinn des Wortes Sofortbehandlung kann dabei gegeben sein entweder durch die Gefährlichkeit des betreffenden Giftes oder durch die bereits eingetretene bedrohliche Situation. Sofortmaßnahmen erfordern aber nicht nur Eile, sondern ein gezieltes Handeln, wobei zugunsten der Schnelligkeit immer wieder folgenschwere Fehler gemacht werden.

Die Unsicherheit der meisten Ärzte bei vermuteten oder nachgewiesenen Vergiftungen mit bekannten oder unbekannten Vergiftungsursachen ist bekannt. Begründet ist sie zum Teil durch die mangelnde Kenntnis typischer Vergiftungssymptome wegen der relativ seltenen Begegnung mit schweren Vergiftungen.
Problematisch und in vielen Fällen das Leben des Patienten entscheidend bleibt aber die erste Hilfe des gerade anwesenden Arztes. Sie sollte schon am „Unfallort", also in der Peripherie beginnen. Es wäre völlig falsch, einen vergifteten Patienten ohne die so dringend notwendige Erstbehandlung über weite Entfernungen in die große Entgiftungszentrale transportieren zu wollen. Glücklicherweise ist die Mehrzahl der Vergiftungen erfahrungsgemäß leicht und kann deshalb schon im kleineren Krankenhaus erfolgreich behandelt werden. Wichtig ist, daß nicht durch falsche Therapie eine Vergiftung erst schwer und damit lebensbedrohlich wird, was heute bei ungefähr einem Viertel der Fälle leider vorkommt.
Die richtige Erstbehandlung einer Vergiftung im Sinne von v. Clarmann muß in jeder Ambulanz, also in jedem Krankenhaus möglich sein. Es genügen die üblichen Giftschnellnachweise sowie die evtl. notwendige physikalische und medikamentöse Therapie (Magenspülung, Beatmung mit dem Rubenbeutel über die Maske oder nach Intubation, Antidote). Hier wird der Internist oder Pädiater zweckmäßigerweise mit dem Anaesthesisten zusammenarbeiten, da dieser mit den Methoden der Reanimation am besten vertraut ist. In jedem Krankenhaus sollte wenigstens ein Arzt nominiert werden, welcher in Vergiftungsfragen herangezogen werden kann (in den USA ist es der sog. PICO = Poison Information Center Officer) und der dann als „Entgiftungsspezialist" immer rufbereit ist. Dabei ist es wichtig, daß er wirkliches Interesse am Entgiftungsproblem hat, ganz gleich ob er Chirurg, Anaesthesist, Internist oder Pädiater ist. Name und Telefonnummer dieses „Entgiftungsspezialisten" sollten jedem Arzt (Praktiker!) des Umkreises bekannt sein, denn er würde als Verbindungsmann zum praktischen

Arzt toxikologische Notfälle in speziell reservierte Notfallbetten übernehmen können, soweit die weitere Behandlung nach kurzer Vorstellung nicht vom Praktiker selbst versehen werden kann. Andererseits würde er die Verlegung lebensgefährlicher Fälle oder solcher, die einer sehr speziellen Behandlung bedürfen, in die große Zentrale veranlassen.

Die „Entgiftungsspezialisten" müßten in Spezialkursen alle notwendigen Kenntnisse erwerben, über gezielte Diagnose und Behandlung der wichtigsten Vergiftungen mit praktischen Übungen in den wichtigsten Entgiftungs- und Reanimationsmethoden (schnelle Atemhilfe, Intubation, Schockbehandlung, Magenspülung u. dgl.). Eine solche Fortbildung braucht nicht Wochen zu dauern; es genügen dazu wenige Tage, wenn sich die Vortragenden entschließen können, statt komplizierter Theorien über Vergiftungsmechanismen nur das für den Arzt in der ersten Hilfe wirklich Wichtige über eine gezielte Behandlung im Sinne von BAUR, VON CLARMANN, NEUHAUS u. a. zu sagen. Sie würden dann durch eigene Erfahrungen und ständige Verbindungen mit den „übergeordneten" Entgiftungszentralen sehr bald in der Lage sein, zu entscheiden, *ob*, *wann*, und *wie* ein Schwervergifteter, *begleitet* vom Entgiftungsspezialisten in eine große Entgiftungszentrale zu transportieren ist (stabile Seitenlage, oder nach Intubation mit Beatmung usw.), und welche Maßnahmen schon vor dem Transport unbedingt durchzuführen sind. Mit dem Gesagten sollte angedeutet werden, daß eine große Zahl von Vergiftungen nur dann erfolgreich behandelt werden kann, wenn die schnelle und reibungslose Zusammenarbeit von praktischem Arzt, Entgiftungsspezialisten und schließlich der großen Entgiftungs- und Informationszentrale gegeben ist. Zur Lösung dieses Problems gilt es aber die oben skizzierte Idee zu organisieren.

Die Bereitschaft von einem Viertel aller Krankenhäuser aus Rheinland-Pfalz ist hierfür vorhanden. Das geht aus einer Umfrage hervor, die HEIMERZHEIM vor einiger Zeit im Auftrage der Landesärztekammer durchgeführt hat. Von ihm wurden 152 Krankenanstalten unseres Landes angeschrieben und um Beantwortung folgender Fragen ersucht:

Einzugsgebiet des betreffenden Krankenhauses,
Zahl der Vergiftungsfälle pro Jahr,
welche Art von Vergiftungen kamen vor,
hat das Haus einen Anaesthesisten,
hat das Haus einen an Toxikologie interessierten Arzt,
ist im Hause eine Tracheotomie durchführbar,
besteht ggf. die Bereitschaft zur Giftinformation und
sind bereits personell und materiell Möglichkeiten vorhanden, die oben genannten Aufgaben zu erfüllen.

Auf die 152 verschickten Fragebogen gingen immerhin 106 Antworten ein, wovon 64 Häuser jede organisierte Mitarbeit im oben genannten Sinne entweder ganz ablehnten oder für später verschoben wissen wollten, weil sie sich noch nicht für kompetent betrachteten oder auf ein größeres Haus in unmittelbarer Nähe verwiesen. 42 Antworten waren zustimmend, wobei 7 Krankenhäuser nur zur Information und 17 nur zur Behandlung von Vergiftungen bereit waren. Die übrigen Häuser fühlten sich für beide Aufgaben gerüstet und boten ihre Mitarbeit in jedem Sinne an. Es ist dabei beachtenswert, mit welchem Optimismus gerade die Frage der Giftinformation beantwortet wurde. Sie schießt in ihrer Unbekümmertheit über das Ziel hinaus.

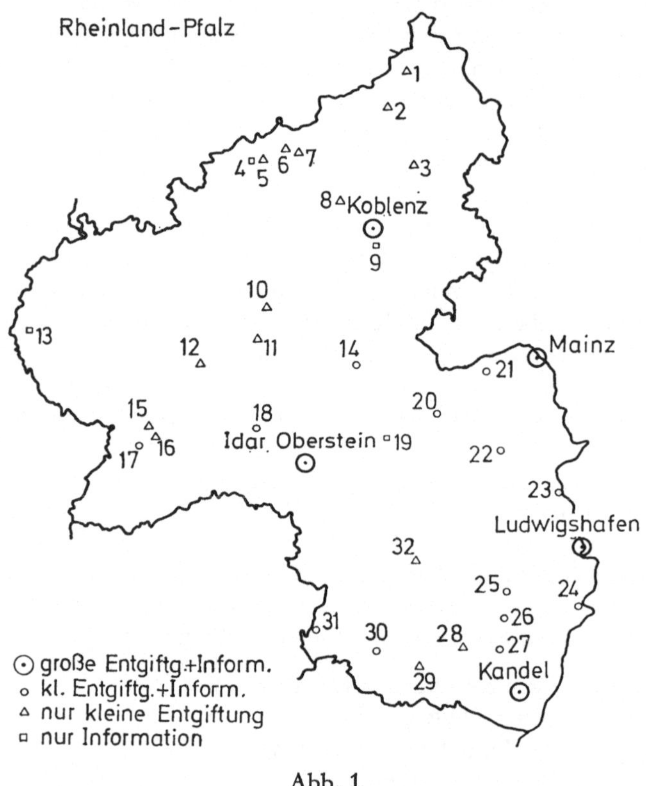

Abb. 1

Aus dieser erfreulich großen Zahl positiver Stellungnahmen und ihrer glücklicherweise recht günstigen Verteilung (vgl. die Karte) wird ersichtlich, daß eine Organisation im besprochenen Sinne durchaus zu verwirklichen ist. Nunmehr bleibt die weitere Arbeit bei der Ärztekammer, die interessierten Kollegen aus den jeweiligen Krankenhäusern zusammenzuführen, um sie auf ihre Aufgabe vorzubereiten und eine landesweite

Organisation aufzubauen. Für Rheinland-Pfalz würden die Zentralstellen in Koblenz und Ludwigshafen und besonders in der Landesuniversitäts-klinik in Mainz liegen. Durch ständigen Kontakt und regelmäßig abgehal-tene Fortbildungskurse würden Erfahrungen ausgetauscht und die Be-handlung optimal gestaltet.

Computer in der Gift-Informations-Zentrale

Von **S. Koller**

Aus dem Institut für Medizinische Statistik und Dokumentation
der Universität Mainz (Direktor: Prof. Dr. Dr. S. KOLLER)

In wenigen Minuten lassen sich die Prinzipien der Arbeitsweise eines
Computers nicht erklären, so daß wir uns nur kurz mit den Leistungsmöglichkeiten beschäftigen können. Ich möchte schon gleich am Anfang sagen,
daß ich ihre Einsatzmöglichkeiten gerade für die hier diskutierten Aufgaben
durchaus positiv sehe.

Eine Auskunftsstelle beruht auf der Zusammenarbeit zwischen Mensch
und Informationsspeichern. Eine Datenverarbeitungsanlage mit entsprechender technischer Ausrüstung und mit den zugehörigen Programmen
und gespeicherten Daten kann alle Aufgaben einer komplizierten Kartei
einschließlich der Suchaufgaben übernehmen. Im Speicher müssen enthalten sein: 1. Die Zusammensetzung aller für Vergiftungen möglicherweise
in Frage kommenden Substanzen, 2. die toxischen Wirkungen der Substanzen und die Vergiftungssymptome nach Dosis und Zeit, nach Lebensalter und nach Besonderheiten bei Kombination mit anderen Einwirkungen
(Alkohol, Sedativa usw.), 3. Therapieprinzipien, 4. weitere Angaben über
Nachweisverfahren, Farbe, Geruch, sonstiges Aussehen, Verpackung usw.

Für die direkten, einfachen Benutzungsarten besteht kein wesentlicher Unterschied zwischen einer Handkartei und einem Computer. Wenn eine Anfrage von
dem Gesichtspunkt ausgeht, nach dem die Kartei geordnet ist, so ist die Antwort
schnell zu geben, also z. B. die Zusammensetzung eines Spülmittels X, wenn nach
Handelsnamen alphabetisch geordnet ist („Mittelkarten"). Erheblich schwieriger
ist aus einer Handkartei die Reihe aller Präparate zu entnehmen, die einen bestimmten Hauptwirkstoff enthalten. Bei Handgebrauch müßte man dafür eine
eigene Kartei haben, die hiernach geordnet ist („Stoffkarteien"). Durch Rand- oder
besonders Flächenlochkarten kann man eine gewisse, aber nicht allzu weitgehende
Elastizität erreichen.

Im Prinzip erfordert das manuelle Karteisystem, daß man für jeden Suchgesichtspunkt bei der Anwendung eine hiernach geordnete Spezialkartei (ggf.
auch Listen) hat. Das kann mittels vervielfältigter Karten geschehen und hat bei
mäßiger Kartenzahl und 3 bis vielleicht 5 oder 6 Ordnungsgesichtspunkten
durchaus Vorzüge, indem man jederzeit ohne technische Hilfen unmittelbaren
Zugriff zur Information hat. Aber schon die Auskunftserteilung (Telefon, Fernschreiber usw.) ist schwierig, insbesondere wenn Oberbegriffe auftreten oder wenn
zusammengesetzte Auskünfte verlangt werden. Die große Elastizität und die
Umfassung des ganzen Arbeitsprozesses sind der entscheidende Vorteil eines
Computers.

Nun werden Auskünfte sicher von sehr verschiedenen Ausgangsinformationen aus verlangt und sind auf verschiedene Ziele ausgerichtet. Die einfachsten habe ich genannt. Der Computer ist jedoch für beliebige Gesichtspunkte einsetzbar. So kann die Anlage z. B. schnell alle Medikamente ausdrucken, die als weiße Tablette mit 8 mm Durchmesser und eingepreßtem Dreieck im Handel sind.

Besondere Bedeutung hat natürlich der Rückschluß von den Symptomen in einem Vergiftungsfall auf die Substanz und daraus auf die Therapie. Wegen der geringen Zahl der im Notfall beobachtbaren Symptome gegenüber der großen Zahl der Präparate besteht oft eine erhebliche Vieldeutigkeit. Dann können ggf. Spuren der Substanz oder andere Angaben über sie oder ihre Verpackung zusätzliche Bedeutung haben. Dies subjektiv anhand von Karteien zusammenzuführen, dürfte recht schwierig sein. Der Computer könnte es. Er kann für die Diagnostik mit einem diagnostischen Programm beste Dienste leisten (Vortrag Dr. PIRTKIEN); insbesondere in Situationen, zu deren Beurteilung Symptomhäufigkeiten verfügbar sind. Auch der zeitliche Verlauf kann dabei mitberücksichtigt werden.

Wie könnte nun ein Computer-orientiertes Auskunftssystem organisiert sein? Die unmittelbare Frageeingabe muß durch Fachpersonal erfolgen. Die Inanspruchnahme wird meistens telefonisch vor sich gehen. Die im Zentrum die Anfrage entgegennehmende Person wird die Daten gleich in ein Formular eintragen und dort vorgesehene Ergänzungsfragen nach Angaben stellen, die der Anrufende in der Eile vergessen haben könnte. Danach erfolgt die Eingabe der Ausgangsdaten in die Maschine entsprechend den vorhandenen Programmen. Der Zeitaufwand für die Eingabe hängt von der Kompliziertheit der Fragestellung und der Art der Technisierung ab, bleibt aber wohl meist innerhalb einer Zeitspanne von wenigen Minuten. Die Maschinenzeit dürfte dagegen viel kürzer sein. Die Ausgabe kann in der Zentrale auf einem Bildschirm oder im Druck oder in anderer Form erfolgen, z. B. auf einem Lochstreifen, der unmittelbar von einem Fernschreiber weitergegeben werden kann. Nun hat natürlich der anfragende Arzt im allgemeinen keinen Fernschreiber, aber sicher eine nicht weit entfernt gelegene Behörde, ggf. die Polizei. Wenn der Arzt bei seiner telefonischen Anfrage die Nummer des nächsten Fernschreibers mitteilt, dann braucht er nur mit dem Wagen zu diesem Fernschreiber zu fahren. Bis er in wenigen Minuten da ist, dürfte ebenfalls die Auskunft dort gedruckt vor ihm liegen. Der in der Zentrale arbeitende Toxikologe kann der Maschinenauskunft jederzeit persönliche Zusätze anfügen oder sie abändern.

Meine Damen und Herren! Bitte fassen Sie das, was ich Ihnen als Möglichkeit vor Augen geführt habe, nicht als präzisen Vorschlag auf. Bis zu einem echten Vorschlag einer umfassenden Zentrale müßten noch viele Vorstudien gemacht werden; ich habe auch noch von keinem anderen Land gehört, in dem ein solcher Computereinsatz realisiert wäre. Ich möchte lediglich anregen, daß die m. E. recht aussichtsreichen Möglichkeiten von den zuständigen und interessierten Stellen ernstlich in Erwägung gezogen werden. Selbstverständlich gehört hierzu auch die sorgfältige Prüfung, welche Risiken durch den Computereinsatz bestehen.

10*

The Computer in the Poison Control Centre

By **B. Kolmodin** and **B. Werner**

Swedish Poison Control Centre, Karolinska Sjukhuset, Stockholm

In the years 1964–1967 an expert group for toxicology within SJURA (the council for hospital organization rationalisation) was engaged on a pilot study of computer processing of toxicological information. The group led by Prof. Bo Holmstedt, Dept. of Toxicology, Karolinska Institutet included

Maths Berlin, Assist. Prof., National Institute of Health.

Bengt Karlsson, M. D., Head of the Swedish Poison Control Centre.

Andreas Maehly, Assoc. Prof., Dept. of Forensic Medicine.

Birgitta Werner, M. D., Swedish Poison Control Centre.

Bruno Lundberg, Engineer, Dept. for Data processing, Karolinska Institutet.

Two workers were engaged fulltime in this study, dr. Birgitta Kolmodin, and assist. pharmacist Anita Ringström. The department for Data Processing, Karolinska Institutet assisted with computer programming and operation.

The study was based mainly on the information stored at the Swedish Poison Control Centre in Stockholm. This institution answers enquiries on intoxications, currently on the basis of information stored in a register containing about 7000 cards and in toxicological literature (handbooks, case reports, information from manufacturer). The yearly rate of telephone enquiry to the centre has increased steadily by about 1000 calls per year from about 4000 calls in 1964. See Fig. 1.

Two main projects have been taken up in this study:

I. Statistical analysis of the information obtained from the telephone calls made to the centre. This information concerns, partly, the frequency and distribution in time of the enquiries and, partly epidemiological data on the intoxications. Thus it is recorded who has enquired, about whom, when, the causative agent, etc. It has been coded in 23×37 groups (figures) and processed in an IBM 1401 computer by means of a special program written in autocodes. The results appear in a system of one principal table and about 25 sub-tables which permit a "3-dimensional" search of the data. This system gives valuable information about the various intoxications and

makes it more readily accessible than the original needle-sort card register.
It is now in routine use at the Poison Control Centre and has proved useful
in the planning of the centres activities saving a lot of time and work.

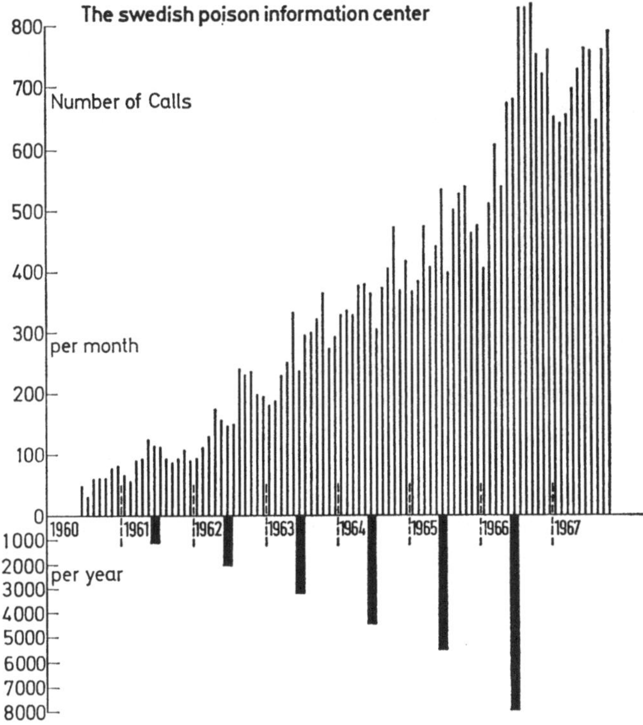

Fig. 1

II. Computer storage and retrieval of toxicological information from
the card register of the Poison Control Centre. The register contains exten-
sive information on about 4000 chemical-technical products representative
of those on the Swedish market. This information has now been sorted by
means of IBM 1401, 16K, 4 tape units using a modified KWIC (keyword in
context) program. New programs have been written for up-dating and for
rapid sorting as well as for sorting with regard to the Swedish alphabet.
The results appear as a list printed by the computer in 2 parts.

In part, A, the "bibliography" the information is reproduced in a list of
products in the alphabetical order of their names. An abstract is given for
each product, naming the substances of acute toxicological importance, the
manufacturer, the sphere of use, the composition and literature references
including commonly available texts.

In part, B, a KWIC index, entries into the store are given under the headings: product names, substances of acute toxicological importance, manufacturers, spheres of use, form.

In a further development of this system, abstracts on the toxicity, signs and symptoms, metabolism, treatment, and literature, for about 400 acutely toxic substances have been compiled on cards as a first step towards computer processing of this additional information. A list of synonyms has also been compiled by means of the computer to speed up the search for literature references to the above mentioned substances.

The KWIC bibliography and KWIC index have been tested at 2 hospitals and at the Poison Control Centre. They have proved to be a useful means of disseminating information although they cannot replace the activities of a single Poison Control Centre.

Work abroad on computer processing of toxicological information has been followed by correspondance and by visits to the U.S., Switzerland, Germany and Belgium. No system ready for routine use yet exists in these countries. The MEDLARS system has been studied and used within the field of toxicology. Finally recommendations are made for the further development of this pilot study partly on a research basis and partly for routine use in hospital management. A program and an economical plan for this development are given. Full details, figures and program documentation are given in the Swedish report.

Modellversuch einer elektronischen Differentialdiagnose bei Vergiftungen

Von **R. Pirtkien**

Aus der Dokumentations- und Biologischen Abteilung
der Med.-Biol. Forschungsstelle am Robert-Bosch-Krankenhaus Stuttgart
(Leitender Arzt: Priv.-Doz. Dr. R. PIRTKIEN)

Computer werden in der Medizin bereits seit Jahren in größerem Umfang eingesetzt. Im Juni 1964 ergab eine Übersicht der American Hospital Association, daß 39 von 7000 registrierten Krankenhäusern in den USA automatische Datenverarbeitungsanlagen benutzten, z. Z. sollen es bereits 700 sein. Vor wenigen Wochen wurde vom Bundesforschungsministerium bekanntgegeben, daß in der Bundesrepublik – nicht nur in Krankenanstalten – 5500 mittlere und große Datenverarbeitungsanlagen in Betrieb sind. Die Computer werden in Krankenhäusern benutzt unter anderem zur Erleichterung der Verwaltungsarbeit, zur Dokumentation von Literatur und klinischen Daten, in der Statistik, in der Forschung beispielsweise zur Simulation, weiter zur Patientenüberwachung, im Laboratorium, zu Stoffwechselbeobachtungen und in der Diagnostik unter anderem zur Auswertung von EKG, EEG, Ballisto- und Phonokardiogrammen und in der Röntgenologie beispielsweise im Sinne des image processing und schließlich auch zur Diagnose von Krankheiten.

Als erste in Deutschland – seit 1961/62 – haben wir uns ebenfalls mit diesem Gebiet beschäftigt. Nach einem pilot study wurden als Modell für die Diagnose von Krankheiten Vergiftungen herangezogen. Die Vorarbeiten umfaßten 2 Teile:

1. Die Schaffung eines Datenbestandes für den Computer.

Wenn die Maschine Symptome eines Patienten mit bekannten Symptom-Giftstoff-Kombinationen vergleichen soll, müssen diese im Computer greifbar sein. Um den Datenbestand für den Computer aus der Literatur aufzubauen, wurden Auszüge aus toxikologischen Werken, insgesamt 15 Bänden, abgelocht und danach mit vielen hundert eingegebenen Krankengeschichten, die ebenfalls jeweils den Giftstoffen zugeordnet waren, untermauert. Mein besonderer Dank gilt für die Überlassung von Krankengeschichten Herrn Prof. Dr. G. A. NEUHAUS, Oberarzt der I. Medizinischen Universitätsklinik im Städt. Krankenhaus Westend in Berlin (Direktor:

Prof. Dr. H. Frhr. von Kress) und seiner Mitarbeiterin Frau Dr. K. Ibe, sowie dem Leitenden Arzt der Toxikologischen Abteilung des Krankenhauses Rechts der Isar, München, Herrn Dr. M. von Clarmann.

2. Es mußte ein Programm für die jetzt benutzte IBM 360/50 (operating system) geschrieben werden. Die Maschine hat 256 K mit Platten und Bändern. Die Programmsprache ist FORTRAN IV E. Das Programm gibt der Maschine die Befehle, was sie zuerst tun soll, was danach und was abschließend. Die Befehle sind in Form von – für die Maschine lesbaren – Symbolen auf Lochkarten in der richtigen Reihenfolge hintereinander in den Computer einzugeben. Sie werden dann nacheinander durchgeführt. Die Lochkarten für die Eingabe der Literatur und für die Ablochung der Erhebungsbogen der Krankengeschichten mußten auf die geplanten Programmschritte bereits ausgerichtet sein, d. h. die Maschine mußte u. a. erkennen können: dieses ist ein Giftstoffname, dieses eine Vergiftungsquelle, dieses ist die Therapie, dieses sind die Symptome usf.

Das Programm ermöglichte zunächst nach der eingegebenen Literatur Vergleiche der Symptom-Giftstoff-Kombinationen im Datenbestand mit Patientensymptomen. Es wurde abschließend eine Liste *der* Giftstoffe ausgegeben, die Symptome des Patienten hatten, und zwar geordnet absteigend nach der Zahl der gefundenen Symptome. Hiermit ließ sich der richtige Giftstoff bei Testfällen immer in der Liste der Differentialdiagnose finden, und sogar in 8 von 16 Fällen an erster Stelle. Wenn man bei dieser kleinen Zahl – nur zum Vergleich – Prozentzahlen angeben will, sind es 50 % richtige Diagnosen, d. h. aber nicht die Wahrscheinlichkeit richtiger Diagnosen ist 50:50, sondern bei 500 möglichen Diagnosen ist die Wahrscheinlichkeit einer richtigen Diagnose $^1/_{500}$. Danach wurden Erweiterungen des Programms vorgenommen.

Die Symptome wurden subjektiv gewichtet, es wurde die reziproke Häufigkeit der Symptome mitberücksichtigt, d. h. je seltener ein Symptom im Datenbestand ist, desto höher ist sein Gewicht. Auch sog. Sperrsymptome wurden eingeführt. Das bedeutet, daß bei Vorliegen des Symptoms „Krämpfe" nur solche Giftstoffe in der weiteren Diagnostik berücksichtigt werden, die „Krämpfe" auch in ihrer Symptomatik haben. Mit 2 oder 3 Sperrsymptomen läßt sich sehr schnell eine Einengung der diagnostischen Möglichkeiten erreichen. Bei 22 Vergiftungen wurde diese Anordnung getestet und gefunden, daß 68 % der richtigen Diagnosen an erster Stelle in der Liste der Differentialdiagnose standen und 78 % an erster oder zweiter Stelle. Zeitdauer für die differentialdiagnostische Liste: weniger als 1 min.

Nach weiterem Programmausbau konnten echte Gewichte der Symptome aus der Statistik der klinischen Vergiftungsfälle gebildet und auch ein Wahrscheinlichkeitsansatz angewendet werden. Schließlich wurden auch Versuche mit einem Trennansatz gemacht, der auf die Vergiftungsfälle angewandt wurde. Mein Dank gilt in bezug auf die Diskriminanzanalyse Herrn Prof. Koller, der Herrn Dipl.-Math. Victor in seinem Institut mit dieser Arbeit betraute. Weitere Möglichkeiten der Verarbeitung des noch zu vergrößernden Datenbestandes werden z. Z. in Angriff genommen, um die Sicherheit der Differentialdiagnose weiter zu vergrößern.

Die Liste der erhaltenen Differentialdiagnosen ist gut und mit dem Gedächtnis und mit Nachschlagen in der Literatur in der Kürze der Zeit kaum nachzuvollziehen. Die Anzahl der an erster Stelle ausgegebenen richtigen Diagnosen ist abhängig

1. von der Güte und Größe des Datenbestandes im Computer,
2. von den angewendeten diagnostischen Methoden und
3. von der Exaktheit und Vollständigkeit der Symptomatik des zu untersuchenden Patienten.

Aufgrund dieser Abhängigkeit kann die Zahl der richtigen, d. h. an erster Stelle ausgegebenen Diagnosen zwischen 40–80 % schwanken. Bei 56 Testfällen lag sie letztlich bei 79 %. An erster bis dritter Stelle war die richtige Diagnose in weit über 90 % zu finden, nur um einen Eindruck zu vermitteln.

Neben der Diagnostik, die nur selten bei Auskünften wegen der häufig bekannten vergifteten Substanzen nötig sein wird, können programmgesteuert bei bekanntem Giftstoff angegeben werden:

1. Ein Therapievorschlag
2. Vergiftungsquellen
3. Soweit bekannt und eingegeben: Inhaltsstoffe vergiftender Substanzen. Hierin sind die Karten des Bundesgesundheitsamtes mit enthalten.
4. Eine Liste der Gesamtsymptomatik eines bekannten Giftstoffes mit Angabe der Häufigkeit der einzelnen Symptome.
5. Bei einem bekannten Symptom können sämtliche Giftstoffe ausgegeben werden, die dieses Symptom haben.

Es ist beabsichtigt, im Laufe des nächsten Jahres auf dieser Basis zu Forschungszwecken eine Auskunftsstelle für Vergiftungen einzurichten. Im Speicher des Computers ist noch viel Raum, so daß ich auch an dieser Stelle zur Zusammenarbeit und zum Austausch von Informationen aufrufen möchte, um Mehrfacharbeit zu vermeiden.

Die Informationskartei des deutschen Bundesgesundheitsamtes als Beitrag zur Erkennung und Behandlung von Vergiftungen

Von **W. Pietrulla**

Aus dem Bundesgesundheitsamt, Berlin

Im Auftrag des Bundesministeriums für Gesundheitswesen der Bundesrepublik Deutschland, Bad Godesberg, übersendet das Bundesgesundheitsamt, Berlin, seit Januar 1967 in fortlaufender Ergänzung eine Informationskartei an die deutschen *Informations- und Behandlungszentren für Vergiftungen.* Dies sind 19 Kliniken in Kiel, Hamburg, Bremen, Berlin, Göttingen, Papenburg, Münster, Aachen, Bonn, Mainz, Koblenz, Ludwigshafen, Homburg/Saar, Stuttgart, Heidelberg, Freiburg, München und Nürnberg. Die genannten Kliniken sind dem Bundesgesundheitsamt von den obersten Gesundheitsbehörden der Länder der Bundesrepublik Deutschland benannt worden, in deren Zuständigkeit Auswahl und Benennung der Informations- und Behandlungszentren für Vergiftungen gehörte. An andere Stellen kann die Kartei nicht übersandt werden.

Die Informationskartei soll als Hilfsmittel bei der Erkennung und Behandlung von Vergiftungen, vorwiegend von Vergiftungen im häuslichen Bereich, dienen. Alle Karten der Kartei, mit Ausnahme von Hinweiskarten und Adressenkarten von Firmen, werden vom Bundesgesundheitsamt gemeinsam mit der vom Amt gebildeten Kommission „Erkennung, Verhütung und Behandlung von Vergiftungen" ausgearbeitet. Mitglieder dieser Kommission sind 13 Persönlichkeiten mit besonderen Erfahrungen auf dem Gebiet der Toxikologie und der Behandlung von Vergiftungen, unter ihnen 4 Pädiater.

Der Grund für diese Tätigkeit des Bundesgesundheitsamtes war das Ansteigen von Vergiftungen im häuslichen Bereich, die durch Mißbrauch von Mitteln vieler Art zustande kamen. Weil besonders die Behandlung von Vergiftungen durch Haushaltsmittel infolge der Unkenntnis über die Inhaltsstoffe erschwert war, bestand die erste Aufgabe bei der Ausarbeitung der Informationskartei in der Schaffung von Mittelkarten für diesen Bereich. Unter Haushaltsmitteln sind Reinigungs- und Pflegemittel für Oberflächen und Gegenstände aller Art zu verstehen. Als weitere, größere Gruppe von Mitteln, die im häuslichen Bereich durch Mißbrauch zu Vergiftungen führen können, sind Mittelkarten über Pflanzenschutz- und Schädlingsbekämpfungsmittel vorgesehen, wofür bereits eine Anzahl von Wirkstoffhinweis-Karten geschaffen wurde. Danach wird auch das Gebiet der Arzneimittel bearbeitet werden. Diese Wahl von Mittelgruppen ist nicht im Sinne einer Ausschließlichkeit zu beurteilen, sondern diente zur Festlegung von Arbeitsschwerpunkten für die sehr umfangreiche Aufgabe, einen Beitrag für die Erkennung und Behandlung aller Vergiftungen zu leisten, die sich im häuslichen Bereich ereignen können.

Die Informationskartei enthält verschiedene Typen von Karten in unterschiedlichen Farben, sämtlich im Format DIN A 5.

Karten über allgemeine Maßnahmen bei Vergiftungen, die Empfehlungen für die Grundtherapie, z. B. in Richtung auf Wiederherstellung von Atmung und Kreislauf in schweren Fällen, enthalten. Diese Karten haben blaue Farbe. Sie werden als einzige der Kartei veröffentlicht. Die ersten 11 sind in Heft 9/ 1967 der Zeitschrift „Der Anaesthesist" abgedruckt worden.

Stoffkarten über chemische Stoffe, die selbst häufig zu Vergiftungen führen oder Bestandteile von Mitteln sind. Diese Stoffkarten haben gelbe Farbe. Sie sind durch den üblichen Namen des Stoffes gekennzeichnet. Nachstehend folgt das Muster einer Stoffkarte:

<table>
<tr><td>

Name :

Verwendung :

Beschaffenheit :

Wirkungscharakter und Toxizität :

Symptome und klinische Befunde :

Nachweis :

Richtlinien für die Behandlung :

Besonders zu beachten :

Literaturhinweise :

Vom Bundesgesundheitsamt an die Informations- und Behandlungszentren für Vergiftungen.

Nur für Ärzte!   *Abgeschlossen :*

</td></tr>
</table>

Außer dem ausgewählten Hauptnamen eines Stoffes werden andere gebräuchliche Namen genannt, in Auswahl auch lateinische, englische und französische. Unter der Rubrik „Besonders zu beachten", die nicht auf allen Stoffkarten steht, wird auf vordringliche Gesichtspunkte für die Therapie oder auf sonstige besondere Punkte hingewiesen. Literaturhinweise werden nur in besonderen Fällen gegeben. Unter „Nachweis" werden nur Schnellmethoden angegeben, die sich einfach durchführen lassen und keinen größeren apparativen Aufwand erfordern, z. B. Prüfröhrchenmethoden oder qualitative Nachweise. Es kommen auch etwas schwierigere Methoden in Betracht, die bei klinisch-chemischen Untersuchungen üblich sind.

Die meisten Karten der Kartei sind *Mittelkarten* von weißer Farbe. In dem folgenden Beispiel einer Mittelkarte für ein Fußbodenreinigungsmittel ist der kennzeichnende Mittelname durch X, der Name des Herstellers durch Y ersetzt.

<table>
<tr><td>

Name : X
Hersteller : Y
Beschaffenheit :
flüssig

Für etwaige Vergiftungen wesentliche Bestandteile :
Testbenzin, Trichlor-äthylen
Wirkungscharakter und Toxizität :
Hauptwirkung durch Benzin.
Im übrigen s. „*Benzin*", „*Trichlor-äthylen*"

Vom Bundesgesundheitsamt an die Informations- und Behandlungszentren
für Vergiftungen.

Nur für Ärzte !

</td><td>

Verwendung :
Fußbodenreinigungsmittel

Abgeschlossen : 23. 10. 1967

</td></tr>
</table>

Die Mittelkarten enthalten Angaben über den Verwendungszweck des Mittels, seine Beschaffenheit und die besonders wichtige Rubrik „Für etwaige Vergiftungen wesentliche Bestandteile". Unter dieser Rubrik werden alle Bestandteile eines Mittels qualitativ genannt, die für die Behandlung einer Vergiftung, die durch Mißbrauch des Mittels entstanden ist, unbedingt bekannt sein müssen. Die Auswahl der zu nennenden Komponenten erfolgt durch gemeinsame Arbeit von Bundesgesundheitsamt und Kommission auf der Grundlage der vollständigen Rezepturen, die dem Bundesgesundheitsamt von den Herstellerfirmen vertraulich bekanntgegeben werden. Eine Übernahme der Gesamtrezepturen auf die Karten ist wegen der Firmengeheimnisse nicht möglich und auch nicht erforderlich.

Neben der globalen Mittelerfassung über die Produktionsprogramme der Hersteller werden Mittel erfaßt, die bereits durch Vergiftungen bekanntgeworden sind.

Auf den Mittelkarten wird auf die Stoffkarten hingewiesen, die sich durch die Aufzählung der wesentlichen Bestandteile ergeben. Die Stoffkarten werden in Anführungsstrichen genannt. Auf den Stoffkarten finden sich dann die benötigten ausführlicheren Angaben. Die Stoffkarten sind also zusammen mit den Karten „Allgemeine Maßnahmen bei Vergiftungen" die Grundlage der gesamten Kartei.

Weitere Kartentypen sind *Hinweiskarten*, die je nach Art des Hinweises gelb oder weiß sind, und weiße *Firmenkarten* mit den Anschriften und Telefonverbindungen der Herstellerfirmen. Schließlich sind rote *Anwendungsgruppen-Karten* vorgesehen, die nach der Gewinnung von Übersichten über die Zusammensetzungen der Mittel einzelner Bereiche geschaffen werden und bei der Aufklärung von Vergiftungsfällen durch Mittel helfen sollen, für die Mittelkarten noch nicht vorhanden sind oder z. B. wegen der Unkenntnis über kleine Herstellerfirmen nur schwer ausgearbeitet werden können.

Alle Karten tragen die Hinweise: „Vom Bundesgesundheitsamt an die Informations- und Behandlungszentren für Vergiftungen" und „Nur für Ärzte!". Damit sind die Ärzte in den Informations- und Behandlungszentren für Vergiftungen gemeint.

Die Verteilung der Informationskartei begann im Januar 1967. Im August 1968 erreichte die verteilte Kartei einen Stand von 1000 Exemplaren. In der Kartei befinden sich jetzt 550 Mittelkarten, 189 Wirkstoffhinweis-Karten für Pflanzenschutz- und Schädlingsbekämpfungsmittel und 228 Stoffkarten, davon 79 eigentliche und 149 Stoffhinweis-Karten, die infolge der verschiedenen Stoffnamen erforderlich geworden sind.

Die Weiterentwicklung der Kartei wird durch intensive Arbeit von Bundesgesundheitsamt und Kommission und dank der Auskunftsbereitschaft der deutschen Industrie zügig voranschreiten.

Summary

On behalf of the Federal Ministry of Health, the Federal Health Office in Berlin has been distributing, since 1967, an information card index among Poison Control Centres in the Federal Republic of Germany which is continuously enlarged. The card index, comprising 1000 cards by now, is being prepared together with a commission of the Federal Health Office on Recognition, Prevention, and Treatment of Poisonings and meant only for physicians working in the Centres. The card index cannot be sent to anybody else. It includes *cards on general measures* to be taken in cases of poisoning with proposals for basic therapy, *substance cards* on chemical substances, *means cards* on household chemicals, pesticides, herbicides, insecticides as well as *address cards* on names, addresses and telephone numbers of manufacturers. The substance cards give data on the use and nature of chemical substances, effect characteristics and toxicity, symptoms and clinical findings, chemical demonstration, and guide-lines for treatment. The means cards mention those components of the substances which are essential in possible poisoning cases. In addition to special references on toxicity and treatment, reference is made to the substance cards which, apart from the general cards, are forming the basic structure of the card index.

Europäische Bestrebungen zur Sicherheit beim Umgang mit giftigen und ätzenden Stoffen

Von **H. P. Tombergs**

Aus dem Bundesministerium für Gesundheitswesen, Bad Godesberg

Das Thema ist ganz dem zweiten Stichwort des Symposions, der Verhütung, gewidmet. Es stand zwar im bisherigen Verlauf dieser Tagung im Hintergrund, weil die Klinik und Therapie der Vergiftungen für Sie alle, die fast täglich mit akuten Vergiftungsfällen zu tun haben, mehr Bedeutung hat als die Verhütung. Aber gerade Umfang und Art der klinischen und therapeutischen Fragen fordern auch Maßnahmen zur Verhütung.

Was kann man zur Verhütung von Vergiftungsfällen tun? Wenn etwas passiert und durch die Presse breiten Bevölkerungsschichten bekannt wird, erfährt man als allgemeine Reaktion den Ruf nach einem Verbot: „Das muß doch verboten werden"; d. h. es ertönt der Ruf nach einer gesetzlichen Regelung. Zwar helfen gegen Suicide und echte Unfälle, z. B. infolge nicht erkannter Materialfehler, keine Verbote. Dennoch gibt es in allen Kulturländern gesetzliche Regelungen über den *Verkehr* mit Giften. Regelungen des *Umgangs* mit Giften sind meist arbeitsrechtlicher Art und fallen in den Bereich der Berufsgenossenschaften, sie erfassen aber schon nicht den viel weiteren Bereich des Umganges mit gefährlichen Stoffen in Haushaltungen; dieser läßt sich eben gesetzlich und mit Verboten nicht regeln, es sei denn, daß ein Stoff durch Verbot dem allgemeinen Verkehr entzogen wird.

Die gesetzlichen Regelungen sind in den einzelnen Ländern sehr unterschiedlich:

Die in Deutschland heute geltenden Vorschriften über die Kennzeichnung von Giften (weiße Schrift bzw. weißes Symbol [Totenkopf] auf schwarzem Grund oder rote Schrift und rotes Symbol auf weißem Grund) entstammen der Apothekentradition.

In Frankreich gilt folgende Etikettierung:

RENFERME DES HYDROCARBURES
BENZÉNIQUES LOURDS
DONT L'EMPLOI EST AUTORISÉ
par le décret du 29 Déc. 1948

PRESCRIPTIONS A OBSERVER :
— Surveillance médicale speciale du personnel (décret du 16 Octobre 1939 ou arrêté du 10 Avril 1947) sous réserve des dispenses qui peuvent être accordées.
— Captation des vapeurs à leur point d'émission (art. 6 du décret du 10 Juillet 1913).
— Déclaration d'emploi obligatoire à faire à l'Inspection du Travail et à la Sécurité Sociale (art. 72 de la loi du 30 Octobre 1946).

704 bis - Déposé   Henon - Paris

(Schwarze Schrift auf gelbem Grund)

VAPEURS NOCIVES

RENFERME DES HYDROCARBURES BENZÉNIQUES
DONT L'EMPLOI EST AUTORISÉ
par le décret du 29 Déc. 1948

PRESCRIPTIONS A OBSERVER :
— Surveillance médicale spéciale du personnel (décret du 16 Oct. 1939).
— Captation des vapeurs à leur point d'émission (art. 6 du décret du 10 Juillet 1913).
— Déclaration d'emploi obligatoire à faire à l'Inspection du Travail et à la Sécurité Sociale (art. 72 de la loi du 30 Octobre 1946).

703 bis - Déposé   Henon - Paris

Voir : c) Étiquettes vertes - Produits a'

VAPEURS NOCIVES

RENFERME DES HYDROCARBURES BENZÉNIQUES

PRESCRIPTIONS A OBSERVER :
— Emploi réglementé (art. 2 du decrét du 29 Décembre 1948).
— En cas d'emploi autorisé, surveillance médicale spéciale du personnel (décret du 16 Octobre 1939).
— Captation des vapeurs à leur point d'émission (art. 6 du décret du 10 Juillet 1913).
— Déclaration d'emploi obligatoire à faire à l'Inspection du Travail et à la sécurité Sociale (art. 72 de la loi du 20 Octobro 1946).

702 bis – Déposé   Henon – Paris

Voir : c) Étiquettes vertes - Produits b'

(Schwarze Schrift auf grünem Grund)

In Dänemark wird vielfarbig etikettiert!

Firmanavn, adresse

TETRAKLORKULSTOF

FORSIGTIG -
FARLIG AT INDÅNDE
Sørg for kraftig ventilation.
Må ikke anvendes i nærheden af åben flamme
og hede genstande, da giftgas kan udvikles.
Forbudt at anvende til hårvask.

Strafbart at opbevare sammen med eller at om-
hælde i genstande, der almindeligvis bruges til
drikkevarer, mad, medicin eller hygiejniske for-
mål. Skal opbevares utilgængeligt for børn.

Kennzeichnung: schwarze Schrift auf rotem Grund
Warnhinweise: weiße Schrift auf schwarzem Grund

In England ist lediglich die Warnung „Gift" farbig hervorgehoben:

POTASSIUM CYANIDE

POISON

**LIBERATES POISONOUS GAS ON
CONTACT WITH ACIDS**

Keep contents dry.
Do not breathe dust.
Avoid contact with skin, eyes and clothing.
Keep away from food and food containers.
Wash hands immediately if contents or opened containers
have been handled.

SODIUM FLUOROSILICATE

POISON   HARMFUL TO SKIN — CAUSES BURNS

Avoid breathing dust.
Avoid contact with skin, eyes and clothing.
In case of contact with skin or eyes, give prolonged irrigation with
water and for eyes get medical attention immediately.
In case of spillage, drench with water.

Man ist bestrebt, diese Divergenzen durch internationale Abkommen zu beseitigen. Daß man sich zu solchen Abkommen auf dem **Transportsektor** entschließen mußte, ist einleuchtend.

So bestehen europäische Übereinkommen über den Transport gefährlicher Güter auf Schiene (RID) und Straße (ADR) und weltweite Übereinkommen für See- (IMCO) und Luftfrachten (IATA). Schließlich bemüht sich die UNO um eine weltumspannende einheitliche Regelung des Transportes gefährlicher Güter. Aber auch hier gibt es noch grundverschiedene Formen und Farben (siehe Ausschlagtafel).

In Europa sind es vornehmlich 2 Institutionen, die eine Beseitigung der Divergenzen hinsichtlich der Klassifizierung, Kennzeichnung und Verpackung im Verkehr mit gefährlichen Stoffen anstreben: der Europarat (PA) und die EWG.

Während man in den Beratungen des Europarates auf Unterlagen des BIT zurückgreifen konnte und zunächst mehr den Schutz des Arbeitnehmers ins Auge faßte, ist das Ziel der EWG die Beseitigung von Handelshemmnissen, wozu in erster Linie die geschilderte, gesetzlich vorgeschriebene, recht unterschiedliche äußere Kennzeichnung gehört. Während der Europarat seine Empfehlungen im sogen. „Gelben Buch" zusammengefaßt veröffentlicht hat, erließ der Rat der EWG am 27. Juni 1967 eine Richtlinie zur Angleichung der Rechts- und Verwaltungsvorschriften für die Einstufung, Verpackung und Kennzeichnung gefährlicher Stoffe (weiter kurz „Richtlinie" genannt) (Abb. 1).

Da in beiden Gremien fast dieselben Sachverständigen arbeiten, ist es gelungen, die Verlautbarungen der beiden Gremien gleichlautend zu gestalten! Allerdings hat die Richtlinie der EWG direkte Auswirkungen auf die Legislative der Mitgliedstaaten: Das bestehende, die Materie regelnde Recht der Mitgliedstaaten muß innerhalb einer bestimmten Frist nach Erlaß der Richtlinie umgewandelt sein.

Welche Regelungen sind nun getroffen worden?

In den weiteren Ausführungen darf ich mich nunmehr auf die Richtlinie des Rates vom 27. Juni 1967 zur Angleichung der Rechts- und Verwaltungsvorschriften für die Einstufung, Verpackung und Kennzeichnung gefährlicher Stoffe der EWG beschränken, da sie, wie erwähnt, mit dem Inhalt des „Gelben Buches" des Europarates fast identisch ist und die Richtlinie eine unmittelbare Auswirkung auf das Recht der Mitgliedstaaten der EWG hat. Ferner kann in diesem Rahmen nur über die giftigen, gesundheitsschädlichen, reizenden und ätzenden Stoffe berichtet werden, obschon die Richtlinie auch Regelungen über explosive, feuergefährliche und brandfördernde Stoffe enthält.

Mit der Richtlinie wird verbindlich eingeführt:

1. Einheitliche Klassifizierung der Giftigkeit der aufgeführten Stoffe,
2. Kennzeichnung mit einheitlichen Warnsymbolen
Totenkopf   – giftig;
Andreaskreuz – gesundheitsschädlich, Reizstoff;
Hand/Blech   – ätzend.
3. Kennzeichnung mit einheitlichen Gefahrenhinweisen – eine für Deutschland neue, aber sehr zu begrüßende Regelung, da über das Warnsymbol hinaus bei *jedem* Stoff auf die von diesem Stoff ausgehende spezielle Gefahr expressis verbis hingewiesen wird, z. B.:
giftiger Staub,
giftig bei Berühren mit der Haut,
ernste Vergiftungsgefahr beim Einatmen oder Verschlucken,
reizt Augen und Haut,
verursacht Verbrennungen/Verätzungen.
4. Einheitliche Farbgebung der Warnsymbole:
Schwarzes Symbol auf gelbem Grund.

Diese Kennzeichen sind obligatorisch. Man ist aber noch einen Schritt weitergegangen:

Neben der vorgeschriebenen Verwendung von Symbolen und Gefahrenhinweisen *können* noch Sicherheitsratschläge (Conseils de prudence, Safety advise) auf dem Etikett angebracht werden, z. B.:

Darf nicht in die Hände von Kindern gelangen.
Zutritt von Luft und Feuchtigkeit verhindern.
Von Nahrungsmitteln und Getränken fernhalten.

Dämpfe nicht einatmen.
Berührung mit Haut und Augen vermeiden.
Bei der Arbeit Schutzkleidung tragen.

Das Etikett eines giftigen und zugleich feuergefährlichen Stoffes soll hier als Beispiel wiedergegeben werden:

<table>
<tr><td colspan="3" align="center">SCHWEFELKOHLENSTOFF</td></tr>
<tr><td rowspan="3">[Flammensymbol] [Totenkopfsymbol]</td><td>Hochgiftige Dämpfe</td><td>R 67</td></tr>
<tr><td>Hochentzündlich</td><td>R 23</td></tr>
<tr><td>Dampf-Luftgemisch Explosionsfähig</td><td>R 33</td></tr>
<tr><td>Unter Verschluß aufbewahren und nicht in die Hände von Kindern gelangen lassen.</td><td></td><td>S 3</td></tr>
<tr><td>Behälter dicht geschlossen halten und kühl und fern von Wohnplätzen aufbewahren.</td><td></td><td>S 14</td></tr>
<tr><td>Bei der Arbeit nicht essen oder rauchen.</td><td></td><td>S 21</td></tr>
<tr><td>Nicht in die Kanalisation gelangen lassen.</td><td></td><td>S 23</td></tr>
<tr><td>Maßnahmen gegen elektrostatische Aufladungen treffen.</td><td></td><td>S 27</td></tr>
<tr><td>Von offenen Flammen, Wärmequellen und Funken fernhalten.</td><td></td><td>S 36</td></tr>
<tr><td>Beschmutzte Kleidung sofort ausziehen.</td><td></td><td>S 71</td></tr>
<tr><td>Ausreichende Lüftung anwenden oder wirksames Atemschutzgerät tragen.</td><td></td><td>S 76</td></tr>
<tr><td>Im Brandfall keinen Rauch einatmen.</td><td></td><td>S 101</td></tr>
<tr><td>Im Brandfall mit dem dafür vorgesehenen Feuerlöscher löschen.</td><td></td><td>S 104</td></tr>
<tr><td>Bei Unwohlsein den Arzt aufsuchen und ihm diesen Warnzettel zeigen.</td><td></td><td>S 108</td></tr>
</table>

Wie bei jeder gesetzlichen Regelung fragt man sich nach der Effektivität solcher Vorschriften für die Verhütung. In der Angabe der besonderen, von einem bestimmten Stoff ausgehenden Gefahrenmomente darf man zweifellos eine ebenso notwendige wie wichtige Verhütungsmaßnahme sehen. Sie bedeutet einen Fortschritt gegenüber der bisher in fast allen Ländern – ausgenommen England – geltenden Regelung. Freilich nützen sie nichts, wenn sie nicht beachtet, nicht gelesen bzw. bewußt oder grob fahrlässig umgangen werden, wenn man z. B. Tetrachlorkohlenstoff zum Zwecke der Fleckentfernung kauft und erhält ein Fläschchen, auf dem lediglich vermerkt ist „Fleckenwasser".

AMTSBLATT

DER

EUROPÄISCHEN GEMEINSCHAFTEN

AUSGABE IN DEUTSCHER SPRACHE

16. AUGUST 1968   10. JAHRGANG Nr. 196

INHALT

EUROPÄISCHE WIRTSCHAFTSGEMEINSCHAFT

INFORMATIONEN

DER RAT

Abb. 1

Tabella comparativa dei cor

NORMATIVA	Classificazione delle					
	ESPLOSIVI	GAS COMPRESSI NON INFIAMMABILI	LIQUIDI INFIAMMABILI	SOLIDI INFIAMMABILI	SOSTANZE SOGGETTE AD AUTOCOMBUSTIONE	SOSTANZE CHE A CONTATTO CON ACQUA SVILUPPANO GAS INFIAMMABILI
O.N.U.						
I.A.T.A.						
R.I.D.		NON SI RICHIEDE ETICHETTA				
F.S. All. 7 C. e T.		NON SI RICHIEDE ETICHETTA				NON SI RICHIEDE ETICHETTA
D.P.R. 27.4.55 n. 547						
C.E.E.						
Consiglio d'Europa						
B.I.T.						

econdo O. N. U.)

OSSICI	SOSTANZE RADIOATTIVE	CORROSIVI	NOCIVI E IRRITANTI	OSSERVAZIONI
				(*) con l'indicazione della classe di appartenenza
	(2) RADIOACTIVE MATERIAL / (3) RADIOACTIVE MATERIAL	CORROSIVE LIQUID		(1) anche per i gas compressi infiammabili . (2) per imballaggi contenenti sostanze radioattive che emettono neutroni e radiazioni α, β (3) per imballaggi contenenti sostanze radioattive che emettono qualsiasi radiazione (fino ad un max di 10 mr per 24 ore)
	(1) RADIOATTIVA / (2) RADIOATTIVA Contenuto Attività / (3) RADIOATTIVA Contenuto Attività Indice di irraggiamento			(1) da applicare sui carri ferroviari (2) da applicare sui colli contenenti materie radioattive che danno all'esterno dell'imballaggio intensità 10 mr per 24 ore (3) id. con intensità > 10 mr per 24 ore (fino ad un max 200 mr/h)
	(1) RADIOATTIVA / (2) RADIOATTIVA Contenuto Attività / (3) RADIOATTIVA Contenuto Attività Indice di irraggiamento			
	(1) / (2)			(1) Per sorgenti radioattive intense (secondo A.I.E.A.) (2) Per sorgenti radioattive deboli (secondo A.I.E.A.)

Forensische Probleme
bei der Behandlung von Vergiftungen

Von **W. Weißauer** (München)

Vor nicht allzulanger Zeit hat mit ein Urteil vorgelegen, das in einem Strafverfahren gegen einen Arzt wegen der mißglückten Behandlung eines Vergiftungsfalles ergangen ist. Lassen Sie mich anhand dieses konkreten Falles kurz die strafrechtliche Verantwortung des Arztes erörtern.

Dem Arzt war von der Anklage vorgeworfen worden, er habe den Tod des Patienten, der einen Suicidversuch mit Schlafmitteln unternommen hatte, fahrlässig verursacht. Der Arzt, ein Praktiker, war zu dem bewußtlosen Patienten von dessen Ehefrau gerufen worden. Zu der Behandlung läßt sich sagen, daß der Arzt sich im wesentlichen darauf beschränkte zu warten, ob das Befinden des Patienten sich verschlechtere. Er beauftragte die Ehefrau, am Bett des Patienten zu wachen und ihn bei einer Verschlechterung des Zustandes zu rufen. Am Morgen war die Ehefrau am Bett des Patienten eingeschlafen und der Patient tot.

Bei der rechtlichen Würdigung dieses Sachverhalts darf ich – obwohl es nahezu selbstverständlich ist – voraus bemerken, daß das Mißlingen einer Behandlung, auch wenn sie den Tod des Patienten zur Folge hat, für sich allein noch keine strafrechtliche Verantwortung des Arztes begründet. Der lege artis indizierte und ausgeführte Eingriff, der mit einer wirksamen Einwilligung des Patienten durchgeführt wird, ist vielmehr rechtmäßig, auch wenn er mißlingt (vgl. BGHZ 24, 21; BGHSt 3, 203). Die ärztliche Tätigkeit bleibt bei allen Fortschritten der Medizin mit erheblichen Risiken belastet. Unsere Rechtsordnung erlaubt es dem Arzt, diese Risiken nach gewissenhafter Abwägung der für und gegen eine Behandlungsmaßnahme sprechenden Gesichtspunkte bewußt in Kauf zu nehmen.

Verboten ist es dem Arzt aber, dieses erlaubte Risiko durch Sorgfaltsmängel bei der Indikationsstellung und bei der Ausführung der Behandlung über das unvermeidliche Maß hinaus zu erhöhen. Das vorwerfbare Leistungsdefizit kann in einem fehlerhaften positiven Tun, z. B. in der Injektion eines falschen Medikaments, oder – wie in unserem Beispiel – in dem Unterlassen der medizinisch gebotenen Behandlung bestehen.

Zu prüfen ist bei der strafrechtlichen Beurteilung, wenn sich ein Behandlungszwischenfall mit schwerwiegenden Folgen ereignet hat, also zunächst, ob das Verhalten des Arztes objektiv fehlerhaft war. Dabei ist auf die konkreten Umstände abzustellen, unter denen der Arzt die Behandlung durchzuführen hatte, also nicht auf einen Leistungsmaßstab unter idealen äußeren Bedingungen. Maßstab ist die Sorgfalt, die ein ordentlicher Arzt in dieser Situation angewendet hätte. Bei der Beurteilung, ob die objektiv gebotene Sorgfalt beachtet wurde, werden an einen Facharzt für die Verrichtungen auf seinem Fachgebiet im allgemeinen strengere Anforderungen zu stellen sein als an einen praktischen Arzt. An die Behandlung eines Vergiftungsfalles durch einen praktischen Arzt unter ungünstigen äußeren Umständen, etwa in der Sprechstunde oder in der Wohnung des Patienten, können also nicht die gleichen objektiven Anforderungen gestell werden wie an die Behandlung in einem Vergiftungszentrum.

Als wesentlicher Gesichtspunkt, der für Sie auch Bedeutung erlangen kann, wenn Sie als Sachverständige Ihr Gutachten abzugeben haben, ist hervorzuheben, daß die Frage, ob der Arzt die objektiv gebotene Sorgfalt beachtet hat, ex ante und nicht ex post zu beurteilen ist, also aus der Situation, wie sie sich dem Arzt zum Zeitpunkt der Behandlung bei den ihm zur Verfügung stehenden Erkenntnisquellen darstellte. Nachträglich, etwa aufgrund einer Obduktion gewonnene Erkenntnisse (z. B. über anormale anatomische Verhältnisse oder eine Überempfindlichkeit gegen bestimmte Gifte oder Medikamente) dürfen der Beurteilung nicht zugrunde gelegt werden.

Im Hinblick auf die dem Patienten drohenden Gefahren stellt die Rechtsprechung an die Sorgfaltpflicht des Arztes hohe Anforderungen. Die allgemein oder ganz überwiegend anerkannten Kunstregeln muß er beachten. Solche Kunstregeln, zumindest aber die allgemeinen Sorgfaltspflichten, sind in dem Fall, den wir als Beispiel heranziehen, zweifellos verletzt worden. Eine Verletzung der Sorgfaltspflichten ist allerdings nicht schon darin zu ersehen, daß der Arzt von der Schulmedizin auf Grund persönlicher Überzeugung von der Überlegenheit einer anderen Methode abweicht. Aus einer Veröffentlichung, die kürzlich im Deutschen Ärzteblatt erschienen ist (H. Ritter in DÄ 1968, 2113), habe ich mit einiger Überraschung ersehen, daß die Verbreitung der von der Wissenschaft nicht anerkannten Heilmethoden in der freien Praxis recht beträchtlich zu sein scheint. Der Arzt, der eine solche Heilmethode anwendet, muß aber stets prüfen, ob sie im konkreten Fall ausreicht oder ob eine andere erprobte Heilmethode mehr Erfolg verspricht oder geringere Gefahren für den Patienten mit sich bringt. Kommt er zu dieser Erkenntnis, so muß er das erprobte Verfahren anwenden oder die Behandlung aufgeben und dafür sorgen, daß der Patient sich dieser Behandlung unterzieht. In unserem Falle fehlt allerdings jeder Anhaltspunkt dafür, daß der Arzt etwa aus Überzeugung von den üblichen Behandlungsmethoden abgewichen wäre.

Ist die objektiv gebotene Sorgfalt verletzt worden, so ist bei der strafrechtlichen Beurteilung weiter zu prüfen, ob der Arzt nach seinen persönlichen Kenntnissen und Fähigkeiten imstande war, die objektiv gebotene Sorgfalt zu beachten. Verletzt der Arzt bei der Behandlung eines Vergiftungsfalles im Rahmen einer Notbehandlung anerkannte Kunstregeln, die er nach seinem theoretischen und praktischen Ausbildungsstand nicht beherrschte, so trifft ihn insoweit kein Verschulden. Der Arzt muß es sich aber zum Verschulden anrechnen lassen, wenn er eine Behandlung übernimmt, für die er keine ausreichende fachliche Qualifikation besitzt. In Vergiftungsfällen wird er wegen der Eilbedürftigkeit aber oft seine Hilfe nicht versagen können, obwohl er für eine solche Behandlung keine Spezialkenntnisse besitzt. Zu den Sorgfaltspflichten des Arztes gehört es, sich in einer solchen Situation über die ihm rasch zugänglichen Erkenntnisse und Erfahrungen zu unterrichten. Zweck der Informationszentralen für Vergiftungen ist es, dem Arzt diese Erkenntnisse und Erfahrungen auf möglichst schnelle und unkomplizierte Weise zu übermitteln. In unserem Beispiel hat der behandelnde Arzt sicherlich keine speziellen Kenntnisse und Erfahrungen in der Behandlung von Vergiftungsfällen besessen; immerhin hätte er aber die Gefährlichkeit der Situation erkennen und einen auf diesem Gebiet erfahrenen Kollegen zuziehen, den Patienten in ein Krankenhaus einweisen oder sich zumindest Ratschläge über die einzuschlagende Behandlung – etwa bei einer Informationszentrale – einholen müssen. Die Behandlung war also auch bei Berücksichtigung der individuellen Kenntnisse und Fähigkeiten des Arztes fehlerhaft.

Das nächste Element strafrechtlicher Verantwortung für eine fehlerhafte Behandlung, die objektive und subjektive Vorhersehbarkeit des Schadens, dürfte hier unproblematisch sein. Daß die Verletzung von Kunstregeln und von Sorgfaltspflichten schwere und schwerste Folgen haben kann, weiß jeder Arzt. Als voraussehbar muß ein Schaden gelten, wenn er eine Folge des Sorgfaltsmangels ist, die noch im Rahmen der allgemeinen Lebenserfahrung liegt. Daß ein schlichtes Zuwarten zum Tode des Patienten führen konnte, war in unserem Beispiel für den behandelnden Arzt voraussehbar.

Problematisch erscheint dagegen – was wir hier zum Schluß prüfen wollen –, ob zwischen dem nachweisbaren Sorgfaltsmangel und dem Tod des Patienten ein nachweisbarer Kausalzusammenhang besteht. Ein Sorgfaltsmangel, der sich im konkreten Fall nicht zum Nachteil des Patienten ausgewirkt hat, bleibt für die strafrechtliche Würdigung außer Betracht. Hat es z. B. der Arzt versäumt, eine Magenaushebung vorzunehmen, stirbt der Patient aber an einer äußeren Verletzung, die er sich bei dem Suicidversuch beigebracht hat, so fehlt der Kausalzusammenhang. Schwieriger sind die Fälle, in denen feststeht, daß gerade das positive Tun oder das Unterlassen, in dem die Verletzung der Sorgfaltspflichten zu finden ist, den Tod herbeigeführt hat, wo aber fraglich ist, ob nicht der Tod auch ohne diese Pflichtverletzung eingetreten wäre, so z. B. wenn ein Medikament überdosiert war, aber Anzeichen dafür vorliegen, daß der Patient infolge einer ex ante nicht erkennbaren Überempfindlichkeit auch an der normalen Dosis gestorben wäre. Die Rechtsprechung (BGHSt 11, S. 1) vertritt zu Recht die Auffassung: Wäre der Tod auch dann eingetreten, wenn sich derjenige, dem der Sorgfaltsmangel zu Last liegt, einwandfrei verhalten hätte oder läßt sich dies aufgrund von erheblichen Tatsachen nicht ausschließen, so darf der ursächliche Zusammenhang zwischen dem pflichtwidrigen Verhalten und dem Tod nicht bejaht werden.

Die Sachverständigen kamen in unserem Falle zum Ergebnis, daß die bei Vergiftungen der in Rede stehenden Art üblichen Behandlungsmethoden den Patienten mit großer Wahrscheinlichkeit gerettet hätten. Zur strafrechtlichen

Verurteilung wegen fahrlässiger Tötung reicht dies aber nicht aus. Da dem Arzt
ein Unterlassen zur Last lag, hätte festgestellt werden müssen, daß der Patient mit
an Sicherheit grenzender Wahrscheinlichkeit durch eine objektiv richtige Behandlung gerettet worden wäre (BGHSt 6, 2). Wie schwierig der sichere Nachweis
eines solchen hypothetischen Kausalverlaufes im Bereich der Medizin ist, brauche
ich nicht auszuführen. Nach dem Grundsatz „in dubio pro reo" war der Arzt in
unserem Falle freizusprechen und er wurde freigesprochen.

Auch wenn Sie sicher mit Ihrem Kollegen fühlen, wird Sie diese Entscheidung
im Ergebnis nicht befriedigen, weil ja auch an den Schutz des Patienten gedacht
werden muß. Es ist Sache der Berufsaufsicht hier einzugreifen. Bei groben
Behandlungsfehlern, die die Eignung des Arztes für die Berufsausübung in Frage
stellen, wird die Rücknahme der Bestallung erwogen werden müssen.

Bei der *zivilrechtlichen Haftung* aus dem Behandlungsvertrag oder aus
unerlaubter Handlung stellt sich zunächst gleichfalls die Frage, ob das
Verhalten des Arztes fehlerhaft war. Im Gegensatz zur streng individuali-
sierenden Prüfung des Verschuldens im Strafrecht stellt das Zivilrecht aber
lediglich auf einen objektivierten Sorgfaltsmaßstab ab. Wer eine Behandlung übernimmt, hat zivilrechtlich für die Beachtung der in seinem Berufs-
kreis üblichen Sorgfalt einzustehen. Unterschiede bestehen auch in der
Beurteilung der Kausalität und vor allem in der Haftung für das Verschulden Dritter. Zivilrechtlich hat der Arzt das Verschulden seines Vertreters
und der Personen, deren er sich zur Erfüllung seiner Verbindlichkeiten aus
dem Behandlungsvertrag bedient, seiner Erfüllungsgehilfen, in gleichem
Umfang zu vertreten, wie eigenes Verschulden. Das Strafrecht kennt dagegen nur eine Haftung für eigenes Verschulden. Dieses Verschulden kann
freilich auch darin bestehen, daß der Arzt bei der Auswahl, der Anleitung
und Überwachung nachgeordneter Ärzte oder des Heilhilfspersonals die
gebotene Sorgfalt vermissen läßt und dadurch die Verletzung der Sorgfaltspflichten durch dritte Personen ermöglicht.

Wenden wir uns nun der Situation der Informations- und Behandlungszentren für Vergiftungen zu, so ergibt die stationäre Behandlung kaum
spezielle Probleme. Der stationäre Patient ist hinsichtlich der ärztlichen Behandlung entweder Privatpatient des leitenden Arztes aufgrund des sog.
aufgespaltenen Krankenhausaufnahmevertrags oder das Krankenhaus
schuldet aufgrund des totalen Krankenhausaufnahmevertrages auch die
ärztliche Behandlung. Für die Risiken bei der Behandlung von Privatpatien-
ten versichert sich der leitende Arzt in der Regel selbst, im übrigen versichert ihn der Krankenhausträger.

Auch bei der ambulanten Behandlung dürften sich kaum spezielle recht-
liche Probleme ergeben. Ist dem leitenden Arzt die ambulante Behandlung
von Patienten im Krankenhaus als Nebentätigkeit gestattet, so haftet er dem
Patienten aus dem Behandlungsvertrag für Schäden, die dieser aufgrund
schuldhafter Sorgfaltsmängel erleidet. Daneben haftet er auch aus unerlaubter Handlung.

Schwieriger ist die Beurteilung der zivilrechtlichen Haftung, die sich aus dem dritten Tätigkeitsbereich der Vergiftungszentralen ergeben kann. Dieser dritte Tätigkeitsbereich umfaßt die Auskunft- und Raterteilung anhand der den Zentren vom Bundesgesundheitsamt zur Verfügung gestellten Informationskartei. Diese Auskünfte werden, wenn ich recht sehe, in der Regel fernmündlich und kostenlos erteilt. Von ausgesprochenen Not- und Eilfällen abgesehen, in denen ein Arzt nicht erreichbar ist, sollten die Auskünfte aus der Informationskartei – schon um Verständigungsfehler zu vermeiden – nur dem behandelnden Arzt und nicht unmittelbar den Angehörigen erteilt werden. Müssen ausnahmsweise die Auskünfte unmittelbar an Laien erteilt werden, so sollten diese, wie die Empfehlungen zum Gebrauch der Kartei zutreffend hervorheben, nur über Sofortmaßnahmen unterrichtet und aufgefordert werden, einen Arzt zuzuziehen oder sich in die Behandlung des Vergiftungszentrums oder einer anderen Klinik zu begeben.

Diese Beschränkung der Auskunft- und Raterteilung erscheint sachlich geboten. Die Berufsordnung steht der Fernbehandlung wegen der mit ihr verbundenen Gefahren ablehnend gegenüber. In die gleiche Richtung geht die Rechtsprechung des Bundesgerichtshofs (vgl. Urteil v. 21. 4. 1964 – 2 StR 78/61), der entschieden hat, daß der Arzt aufgrund des mit dem Patienten geschlossenen Dienstvertrags die Rechtspflicht hat, den Patienten in seiner Wohnung aufzusuchen, wenn dieser ihn fernmündlich darum bittet. Er muß sich durch eine Untersuchung ein zutreffendes Bild von dem Zustand des Patienten verschaffen, um die danach erforderlichen Maßnahmen zu treffen. Es genügt grundsätzlich nicht, daß der Arzt, wenn er ausdrücklich um sein Kommen gebeten ist, Ferndiagnosen stellt und Verhaltensmaßregeln anordnet.

Dagegen sind unter dem Gesichtspunkt der Fernbehandlung keine Bedenken zu erheben, wenn die Zentrale ihre Auskünfte und Ratschläge dem behandelnden Arzt erteilt. Die Auskunfterteilung der Zentrale hat weder die Übernahme der Behandlung noch der Mitbehandlung oder auch nur eine Raterteilung an den behandelnden Arzt in der Form eines Konsiliums zum Ziele. Wie die Erläuterungen zum Gebrauch der Kartei hervorheben, sind die «Richtlinien für die Behandlung», die sich in der Kartei finden, lediglich Hinweise und Empfehlungen, die den behandelnden Arzt nicht seiner persönlichen Verantwortung entbinden. Dies gilt freilich cum grano salis: Sollte dem behandelnden Arzt in einem Einzelfall von der Zentrale eine falsche Auskunft erteilt worden sein, deren Unrichtigkeit nicht offensichtlich ist und deren Mängel er mit den ihm zur Verfügung stehenden Hilfsmitteln nicht feststellen kann, so wird ihn weder strafrechtlich noch zivilrechtlich ein Schuldvorwurf treffen. Es stellt sich dann die Frage, ob nicht der Arzt, der die Auskunft erteilt hat, zivil- und strafrechtlich zur Verantwortung gezogen werden kann, wenn die falsche Auskunft einen

Schaden an Leib oder Leben zur Folge gehabt hat. Dabei dürfen wir davon ausgehen, daß der Arzt, der die Auskunft erteilt, sich auf die Angaben in der Kartei verlassen darf. Sollten die Angaben im Einzelfall falsch sein, so könnte die Verantwortung nur die Kommission treffen, die diese Karten ausarbeitet. Ganz zweifellos sind aber die Karten mit der größten Sorgfalt erstellt.

Wegen der Beurteilung fehlerhafter Auskünfte unter dem Gesichtspunkt der fahrlässigen Körperverletzung und der fahrlässigen Tötung darf ich mich auf meine allgemeinen Ausführungen über die strafrechtliche Verantwortung beziehen. Die Gefahr einer strafrechtlichen Verurteilung scheint mir per Saldo verhältnismäßig gering. Ganz außer acht gelassen werden darf sie gleichwohl nicht. Sie kann am ehesten dort entstehen, wo die Auskünfte wegen einer ungenügenden personellen Ausstattung der Zentrale durch Ärzte des laufenden Dienstes erteilt werden müssen, die keinerlei Spezialerfahrung auf dem Gebiete der Toxikologie besitzen. Wegen der Gefahr des Übernahmeverschuldens sollte sich in diesen Fällen der auskunfterteilende Arzt streikt auf Mitteilungen aus dem Inhalt der Kartei beschränken und darauf hinweisen, daß er außerstande sei, mitgeteilte Symptome zu würdigen und daraus eigene Behandlungsvorschläge zu machen. Eine solche Auskunfterteilung ist von sehr bedingtem Wert. Vollwertige Auskünfte können aber eben nur die Zentralen erteilen, die über eine ausreichende Zahl von Ärzten mit Spezialerfahrungen verfügen, was den Gedanken nahelegen mag, einer kleinen Zahl hochqualifizierter und 24 Std besetzter Informationszentralen den Vorzug vor einer breiten regionalen Streuung von Stellen zu geben, die nur über begrenzte Mittel und Möglichkeiten verfügen.

Eine Gefahrenquelle bei der fernmündlichen Auskunfterteilung scheint mir – und zwar weitgehend ohne Rücksicht auf die fachliche Qualifikation des auskunfterteilenden Arztes – der Übermittlungsfehler zu sein. Um ihn nach Möglichkeit auszuschalten, sollte m. E. der auskunfterteilende Arzt den behandelnden Arzt bitten, die wichtigsten Daten, wie vor allem die Dosierung von Medikamenten, schriftlich festzuhalten und seine Notiz dem auskunfterteilenden Arzt am Schluß noch einmal zur Kontrolle vorzulesen. Schon zu Beweiszwecken für den auskunfterteilenden Arzt dürfte es sich empfehlen, eine kurze Notiz über jede erteilte Auskunft zu fertigen und diese in einer Kartei abzulegen.

Für die Beurteilung der zivilrechtlichen Folgen fehlerhafter Auskunfterteilung ist von § 676 BGB auszugehen, der bestimmt, daß aus der Erteilung eines Rates oder einer Empfehlung nicht gehaftet wird, wenn nicht aus Vertrag oder unerlaubter Handlung die Haftung folgt. Dies gilt auch für die Auskunfterteilung, die gegenüber der Raterteilung als ein Minus zu gelten hat. Eine Haftung aus Vertrag scheidet aus, weil die Auskünfte der Informationszentren – anders als sonst die ärztliche Beratung – nicht aufgrund eines Behandlungsvertrags, sondern ohne jede Vergütung und Gegenleistung erteilt werden.

Dagegen wird der auskunfterteilende Arzt aus unerlaubter Handlung haften, wenn er bei der Auskunfterteilung die erforderliche Sorgfalt schuldhaft außer acht läßt und dieser Sorgfaltsmangel den Tod oder einen Körperschaden zur Folge hat. Als Haftungsgrundlagen kommen § 823 Abs 1 (vgl. Staudinger 11. Aufl., Anm. III 1 zu § 676 BGB) und § 823 Abs. 2 BGB in Verbindung mit §§ 222, 230 StGB (fahrlässige Tötung, fahrlässige Körperverletzung) in Betracht.

Zu der schwierigen Frage, ob beim beamteten Arzt statt der Haftung aus § 823 BGB die im Haftungsrahmen weitergehende Haftung aus Amtspflichtverletzung (§ 839 BGB) Platz greift (der Kreis der Amtspflichten reicht weiter als der Bereich der Schutzgesetze) und ob an die Stelle der persönlichen Haftung des Arztes die Amtshaftung nach § 839 BGB in Verbindung mit Art. 34 des Grundgesetzes tritt, kann ich ohne nähere Kenntnis der Organisation der Informationszentralen nicht Stellung nehmen. Wie ich der vorhergehenden Diskussion entnehmen konnte, weist diese Organisation von Land zu Land und vielleicht sogar von Krankenhaus zu Krankenhaus erhebliche Unterschiede auf. Unterschiedlich dürfte vor allem auch die Bedeutung sein, die der Benennung von Universitätskliniken und Krankenhäusern, und hier insbesondere von kommunalen Krankenhäusern, als Vergiftungszentralen durch die obersten Landesbehörden beizumessen ist. Im Zweifel wird diese Benennung aber wohl lediglich eine schlichte Mitteilung an das Bundesgesundheitsamt beinhalten, daß dieses Krankenhaus nach Auffassung der obersten Landesbehörde die Voraussetzungen für die Aufgaben der Informationszentrale besitzt. Die Errichtung der Informationszentralen bei kommunalen Krankenhausträgern ist freilich insofern nicht problemlos, als diese Zentren ihre Auskünfte überregional erteilen. Wie hier die Aufgaben zwischen der staatlichen Gesundheitsverwaltung und dem kommunalen Krankenhausträger abzugrenzen sind, und ob dem Krankenhausträger für die Erfüllung dieser überregionalen Aufgabe staatliche Zuschüsse zur Verfügung gestellt werden, ist für die Arbeit der Vergiftungszentralen jedoch wohl nur insoweit von unmittelbarem Interesse, als solche Zuschüsse eine bessere personelle und sachliche Ausstattung der Zentralen ermöglichen.

Ohne Rücksicht auf die nähere Organisation der Vergiftungszentralen wird man (soweit nicht im Einzelfall eine abweichende Regelung – etwa im Dienstvertrag des leitenden Arztes – getroffen ist) davon auszugehen haben, daß es sich bei der Erteilung der Auskünfte um eine öffentliche Aufgabe handelt, deren Erfüllung Sache des Krankenhausträgers und nicht eine private Nebentätigkeit der Ärzte ist. Dafür spricht u. a., daß der Krankenhausträger die persönlichen und sachlichen Mittel zur Erfüllung dieser Aufgabe zur Verfügung stellt. Eine Amtshaftung des Krankenhausträgers wird man gleichwohl nicht bejahen können, weil nach der Rechtsprechung im Hinblick auf die Organisation der öffentlichen Krankenhäuser und Universitätskliniken ihre Beziehungen zum Patienten, wie auch das Verhältnis des behandelnden Krankenhausarztes zum Patienten, in der Regel bürgerlich-rechtlicher Natur sind. Das gleiche wird für die hier in Rede stehende Auskunfterteilung gelten können, die sich insgesamt als Annex der sonstigen klassischen Aufgaben des Krankenhausträgers darstellen dürfte.

Wie erwähnt, kommt aber jedenfalls eine Haftung aus § 823 BGB für eine schuldhafte fehlerhafte Auskunft in Betracht. Dabei kann die Arbeitsüberlastung ein Verschulden des Leiters der Informationszentrale und der auskunfterteilenden Ärzte u. U. ausschließen. Zumindest der leitende Arzt wird sich auf eine solche Arbeitsüberlastung aber nur berufen können, wenn er beim Krankenhausträger Vorstellungen erhoben und erfolglos um eine personelle Verstärkung gebeten hat. Der leitende Arzt ist im übrigen verpflichtet, die Auskunfterteilung so zu organisieren und zu überwachen, daß Fehlerquellen bei der Auskunfterteilung nach Möglichkeit ausgeschlossen werden.

Wie immer auch die Haftungsfrage rechtlich zu beurteilen ist, von dem Haftungsrisiko sollten der Leiter der Zentrale und die auskunfterteilenden Ärzte dadurch entlastet werden, daß sie vom Krankenhausträger gegen Schadenersatzansprüche aus dieser Tätigkeit versichert werden. Da es sich weder um eine klassische Aufgabe im Dienste des Krankenhausträgers noch um eine typische freiberufliche Nebentätigkeit handelt, sollte der Arzt prüfen, ob die Haftpflichtversicherung, die er selbst und die der Krankenhausträger für ihn abgeschlossen hat, die Risiken der Auskunfterteilung deckt. Das strafrechtliche Risiko aus dieser Tätigkeit, das ich allerdings nicht hoch veranschlagen möchte, trägt er ohnehin.

Keine Probleme scheinen sich bei der Tätigkeit der Zentrale aus den Fachgebietsgrenzen zu ergeben. Einen Facharzt für klinische Toxikologie oder eine Subspezialisierung in der Form einer Teilgebietsbezeichnung, wie sie die neue Weiterbildungsordnung kennt, gibt es bisher nicht. Offenbar ist die Schaffung einer solchen Teilgebietsbezeichnung während der Beratungen über die neue Weiterbildungsordnung auch nicht angestrebt worden. Zunächst erschien mir dies bei der Bedeutung der klinischen Toxikologie, die auch dem Laien bei einem Blick auf die Herbizide, Insektizide und die chemischen Produkte, die im Haushalt verwendet werden, geradezu ad oculos demonstriert wird, etwas verwunderlich. Es liegt aber vermutlich an der relativ geringen Zahl der Ärzte, die sich dieser speziellen Aufgabe widmen, und an dem guten Einvernehmen, mit dem die Vertreter verschiedener Fachgebiete – Internisten, Pädiater und Anaesthesisten – auf diesem Gebiete zusammenarbeiten.

Abschließend darf ich bemerken, daß die rechtlichen Fragen, die sich aus der Organisation und der näheren Ausgestaltung der Informationszentralen ergeben, absolut zweitrangig sind gegenüber der segensreichen Arbeit, die diese Zentralen bereits heute in der Praxis leisten. Nachdem aber die Zentralen ihre Arbeit aufgenommen haben, lohnt es sich vielleicht doch, auch diese Fragen zu durchdenken.

Filmvorführungen

Es wurden folgende Filme vorgeführt:

M. v. CLARMANN, München:

      Notfallsituation: Akute Vergiftung

E. RACENBERG, Prag:

      Die Tracheotomie in der Wiederbelebung

J. BERČIČ, Maribor:

      Trachealkomplikationen nach Intensivpflege und deren
      Verhütung.

Satz, Druck und Bindearbeiten: Universitätsdruckerei Mainz GmbH